AF343613

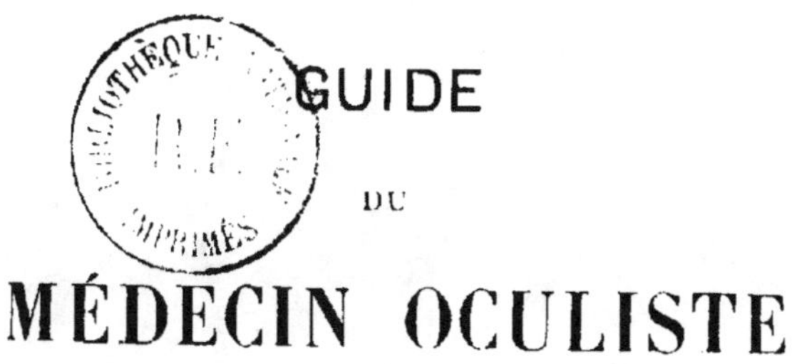

GUIDE

DU

MÉDECIN OCULISTE

GUIDE

DU

MÉDECIN OCULISTE

DANS LES

ACCIDENTS DE TRAVAIL

Par le Dr CAILLAUD

ASSISTANT-ADJOINT D'OPHTALMOLOGIE DES HÔPITAUX DE PARIS

———

PARIS

JULES ROUSSET, ÉDITEUR

12, RUE MONSIEUR-LE-PRINCE ET 1, RUE CASIMIR-DELAVIGNE

—

1908

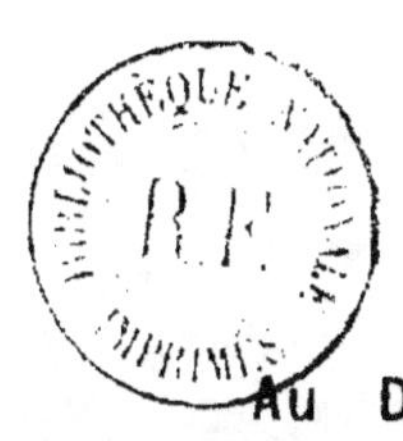

Au Dr F. COSSE

Secrétaire général

du Syndicat général des oculistes français

Hommage confraternel

BIBLIOTHÈQUE NATIONALE
R.F.
IMPRIMÉS

PREFACE

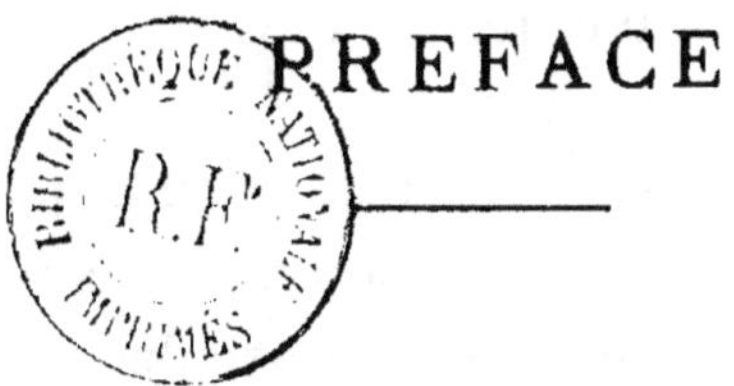

La loi du 9 avril 1898 a fait admettre en France
le principe du risque professionnel qui n'existait pas antérieurement, et fait supporter à l'entreprise les accidents du travail dûs aux cas for-
tuits, survenus par le fait du travail ou à l'occasion
du travail. Cette loi, tutélaire pour tous les ouvriers et employés, leur garantit une juste réparation en cas d'accident professionnel. On pouvait
craindre que cette législation fut préjudiciable à
l'industrie nationale ou que l'ouvrier ait à souffrir de l'insolvabilité d'un patron. La création des
compagnies d'assurances et le fonds de garantie
assuré par la Caisse nationale des retraites pour
la vieillesse ont permis d'envisager l'application
de la loi avec confiance.

Le rôle du médecin dans le domaine d'application de la loi est très considérable, et nul ne peut
ignorer aujourd'hui dans le corps médical l'esprit
de la loi et les droits et devoirs du praticien en
ce qui concerne les accidents du travail.

Il existe quelques traités ou guides des médecins,

1

pour les accidents du travail. Mais ces livres sont forcément incomplets, car pour pouvoir envisager chaque cas particulier, ils ne devraient être composés que de monographies.

Comme les oculistes sont de ceux, parmi les praticiens, qui ont le plus souvent à soigner les accidents du travail, puisque les accidents des yeux représentent près d'un tiers des accidents industriels, nous avons cru utile de réunir en un petit volume tout ce qui pouvait concerner les oculistes, et combler ainsi une lacune dans leurs connaissances.

Nombreux sont ceux de nous qui se trouvent embarrassés pour rédiger un certificat, pour rédiger une note d'honoraires, pour fixer un dommage, pour faire une expertise. C'est pour nous être trouvé en face de ces difficultés que nous avons cherché à nous éclairer, et c'est en recueillant des documents personnels que l'idée nous est venue de les communiquer aux autres oculistes.

Nous tenons à remercier le Dr Jocqs dont la compétence en matière d'accidents du travail nous a été d'un précieux secours.

Nous nous sommes efforcé de faire un livre clair et surtout pratique ; nous avons cherché à résoudre les cas particuliers embarrassants. Cette question des accidents du travail est encore à l'ordre du jour de la législature française ; et malgré dix ans de pratique, la loi réserve encore des surprises dans son application. C'est pourquoi nous serons très reconnaissants à tous les confrères que notre livre intéressera de bien vouloir nous communiquer les renseignements intéressants qu'ils pourraient avoir sur la question soit au point de vue général, soit au point de vue ophtalmologique. Avec leur collaboration nous pourrons peut-être arriver à faire un ouvrage complet, le véritable vade-mecum de l'oculiste pour les accidents de travail.

Dr CAILLAUD
15 février 1908.

CHAPITRE I

EXAMEN DES BLESSÉS

Ce qui caractérise le traitement des accidents du travail, c'est ce fait que c'est l'ouvrier que l'on soigne, tandis que le patron paie les soins. Aussi si l'on doit considérer l'intérêt de l'ouvrier, ne faut-il pas perdre de vue ceux du patron que la loi oblige : 1° à rémunérer les soins donnés au malade blessé à son service ; 2° à fournir à ce blessé le demi-salaire pendant le temps de sa maladie, 3° à donner à ce blessé une indemnité pour incapacité de travail. Le devoir du médecin dans ce cas est de guérir le blessé dans le plus bref délai possible pour le rendre à son travail, et de tout tenter pour lui rendre ses capacités professionnelles et le mettre à l'abri d'une incapacité ultérieure. Ainsi dans le cas de taie centrale limitée de la cornée avec acuité visuelle très défectueuse, l'oculiste doit-il tenter un tatouage ou une iridectomie optique pour rendre au malade une meilleure acuité. Car le patron a le droit, puisque c'est lui qui indemnise, d'exiger que tout soit tenté pour rendre à son blessé la meilleure acuité visuelle possible de l'œil atteint.

L'examen des yeux et annexes chez les accidentés du travail doit demander de la part du médecin une grande attention et une grande expérience ; il doit prévoir le temps que durera l'affection, l'incapacité qui en résultera. Il doit surtout se mettre en garde contre les simulateurs conscients ou inconscients (j'entends par là ceux qui exagèrent leurs troubles fonctionnels). Aussi cet examen doit-il être très méthodique et comprendre toutes les parties de l'œil et les annexes, non seulement de l'œil blessé, mais aussi de l'œil sain.

On examinera d'abord les parties externes : sourcils et paupières. S'il existe des plaies profondes, il faut les explorer. Il faut vérifier l'état des parois de l'orbite et des nerfs qui ont pu être atteints. S'il y a brûlure, noter le degré de la brûlure et son étendue. Penser aux conséquences fonctionnelles provenant de leur cicatrisation.

Il faut voir ensuite l'état de la conjonctive et des voies lacrymales (inflammation, eschare, corps étrangers de la conjonctive, etc. ; section des canalicules lacrymaux, brûlure de la région lacrymale, larmoiement ancien, refoulement, dacryocystite, etc.).

Voyons ensuite l'état de la cornée. Noter avec grand soin des lésions antérieures au traumatisme (taies, leucomes, staphylomes, etc.). Examiner au besoin à la loupe pour chercher un corps étranger, une érosion, une ulcération. Il est important de noter avec grand soin le siège des lésions sur

la cornée, que l'on peut diviser en centrales, paracentrales et périphériques.

Puis examinons la chambre antérieure, l'iris et
la pupille. Je passe très vite sur tout cet examen,
ne voulant en indiquer que la marche à suivre
habituellement, et n'ayant nullement l'intention de
décrire les lésions des différentes membranes.

Lorsque l'on aura vu ainsi tout ce qu'un œil
exercé peut voir, je conseille de passer immédiatement à l'examen de l'acuité visuelle avant de faire
l'examen ophtalmoscopique. Cette recherche de l'a-
cuité visuelle est souvent la chose la plus importante de l'examen et elle doit être faite avec soin.
Il faut la faire de suite dès le premier jour si
possible, et même avant tout traitement si on le
peut. Ainsi, à moins de photophobie, dans le cas
de corps étranger de la cornée, on mesurera
la vision avant d'enlever le corps étranger. Cette
recherche doit porter sur les deux yeux. L'importance de cette étude précoce tient dans ce
double fait : que souvent l'acuité visuelle au début n'est pas altérée et ne s'altère qu'ultérieurement ; et que très souvent dans les jours qui
suivent, les malades sont éduqués à simuler fréquemment par des camarades, ou souvent s'édu-
quent eux-mêmes. Que de fois l'examen de l'acuité
visuelle dès le premier jour rendra de services
à l'oculiste, lui permettant de juger si le traumatisme a amené une diminution de cette acuité
visuelle.

Pour faire cet examen, on prend la vision de chaque œil séparément. On peut s'aider des verres de la boîte d'essai pour déterminer une réfraction, mais sans insister trop ; et on note avec soin les réponses du malade.

On conduit alors le malade à la chambre noire. On vérifie à l'aide de l'éclairage oblique l'état des membranes externes. On note le jeu de la pupille. On note l'état des milieux et du fond de l'œil à l'aide de l'ophtalmoscope. Puis on pratique la skiascopie et la kératométrie.

Si à un premier examen le malade n'accuse pas une acuité visuelle normale par défaut de réfraction, on recherche cette acuité en mettant les verres correcteurs. Si la vision accusée est inférieure à celle que l'examen du globe a permis de supposer, il faut se demander de suite si l'on a affaire à un simulateur conscient ou à un malade qui exagère ses sensations. On passe alors immédiatement aux procédés aptes à dépister la simulation, et en particulier on se sert de suite des verres convexes. Nous décrirons au long ces procédés de recherche dans le chapitre consacré à la simulation.

On vérifiera ensuite le champ visuel, cherchant les scotomes, les encoches, les rétrécissements. La vision centrale et périphérique des couleurs sera cherchée.

On prendra le champ du regard, on recherchera la diplopie si elle est accusée par le malade.

On vérifiera s'il existe du strabisme ; s'il y a une amblyopie ex anopsia.

Enfin on terminera par la recherche de l'amplitude d'accommodation et de l'amplitude de convergence.

Cet examen complet objectif et subjectif peut être très rapide ; mais il doit être fait complètement sous peine de laisser échapper un signe important. Je rappelle qu'il doit porter aussi bien sur l'œil sain que sur l'œil blessé.

Lorsque l'oculiste aura noté l'état de chaque œil et les lésions dues au traumatisme, il devra alors rédiger un certificat.

CHAPITRE II

CERTIFICATS

Le médecin doit fournir à l'accidenté deux certificats, l'un au début, l'autre à la fin du traitement.

I. — Certificat initial sommaire

Le certificat initial est destiné à la mairie. D'après la loi de 1902, il doit être fourni par le chef d'entreprise au maire de la commune dans les quatre premiers jours de l'accident. C'est donc à la première ou seconde visite que le médecin doit le rédiger. Si d'après la loi le patron est tenu de faire la déclaration, l'ouvrier de son côté a le droit de la faire également ou de s'assurer qu'elle a été faite. Le chef d'entreprise ne serait point tenu à la déclaration, si la victime de l'accident n'était pas un des bénéficiaires de la loi, ou si l'accident n'était pas évidemment un accident du travail ; sauf à la victime ou à ses ayants droit, à user le cas échéant de son droit direct de déclaration, si la cause ou le caractère de l'accident se trouvaient contestés entre les parties.

Les chefs d'entreprise se trouvent déchargés de la production de certificats médicaux pour les accidents légers n'entraînant qu'une incapacité de travail insignifiante de moins de 5 jours. Ce qui n'empêche pas que si le certificat a été fait par le médecin, celui-là doit lui être payé.

Deux cas seulement sont prévus où le chef d'entreprise peut ne pas déposer dans les quatre jours ce certificat : 1o s'il y a mort ; 2o si le chef d'entreprise rapporte une attestation du médecin constatant que la victime a refusé de se laisser visiter par lui.

Le médecin est absolument libre d'accorder ou de refuser ce certificat. Comme le chef d'entreprise ou l'ouvrier sont tenus de fournir ce certificat, la loi dit qu'en cas de refus du médecin, le chef d'entreprise doit en rendre compte au juge de paix, qui désigne alors un médecin de son choix sur réquisition. La réquisition oblige le médecin à fournir le certificat demandé, sous les peines prévues à la loi du 30 novembre 1892, sur l'exercice de la médecine. Les articles de la loi visés sont les suivants :

Art. 22. — Quiconque exerce la médecine... sans avoir fait enregistrer son diplôme dans les délais et conditions fixés à l'art. 6 de la présente loi est puni d'une amende de 25 à 100 fr.

Art. 23. — Tout docteur en médecine est tenu de déférer aux réquisitions de la justice, sous les peines portées à l'article précédent.

Dans ce cas, application est faite du tarif du 21 novembre 1893, et le certificat est payé 8 francs.

Rédaction du certificat initial. — Ce certificat, de même que tous certificats pour accidents de travail, sera fait sur papier libre.

Plusieurs circulaires enseignent que ce certificat doit indiquer :'

1o L'état de la victime ;

2o Les suites probables de l'accident ;

• 3o L'époque à laquelle il sera possible d'en connaître le résultat définitif.

Revenons sur ces trois questions :

1o *L'état de la victime.* — C'est le compte-rendu exact de l'examen pratiqué d'après le chapitre précédent. Le médecin devra donc définir les lésions dues à l'accident et celles qui pourraient être antérieures à l'accident. Il devra indiquer l'acuité visuelle des deux yeux d'une façon très précise. Il est tout à fait inutile de faire des descriptions dans ce certificat initial qui doit être sommaire. Le ministre du commerce a d'ailleurs prévu le cas du certificat descriptif, pour lequel est allouée une indemnité de 5 francs. La pratique montre d'un autre côté qu'il vaut mieux en dire moins que plus. On est souvent trop près de l'accident pour que l'homme de l'art puisse se prononcer en toute conscience. Mais, chose importante, il ne faut rien oublier, surtout des lésions antérieures possibles de l'œil blessé ou de l'autre. Il ne faudra pas négliger de noter par exemple une taie ancienne, une amblyopie ancienne ou d'origine toxique, un strabisme, un larmoiement, un astigmatisme, etc. En somme, dire tout en peu de mots, et éviter dans la rédaction trop de termes techniques, ce certificat devant être lu par le maire et le juge de paix.

2º *Les suites probables de l'accident.* — Il faut entendre par là le pronostic qui peut être bénin ou sérieux. Le médecin devra donc dire si le blessé peut continuer de suite son travail, ou s'il y a à craindre une incapacité temporaire ou permanente, partielle ou totale.

L'incapacité temporaire est l'impossibilité pour un ouvrier de travailler pendant un nombre de jours déterminé, par suite de l'infirmité dûe à l'accident. Cette incapacité cesse au jour de la guérison ou de la consolidation de la blessure. L'incapacité permanente est l'impossibilité définitive pour l'ouvrier de fournir le même travail qu'avant l'accident. Cette incapacité peut être partielle, c'est-à-dire que l'accident enlève à l'ouvrier une partie de ses facultés de travail, mais lui permet cependant d'être employé par un patron ; — ou totale : c'est le cas de la cécité mettant l'ouvrier dans l'impossibilité de faire un travail rémunérateur. L'incapacité permanente est en général précédée d'incapacité temporaire et ne commence qu'à partir du jour de la consolidation de la blessure.

Il faut noter avec soin dans le certificat la crainte

de complications visuelles ou septiques suivant les cas ; indiquer aussi la nécessité d'une intervention si on le juge utile, et quelquefois son urgence. Toutes ces notions doivent être mises dans le présent rapport. On dira par exemple qu'étant donné un ulcère central de la cornée, le malade aura une incapacité partielle permanente probable et qu'il y a lieu de craindre des complications septiques ou autres, pouvant amener l'obligation d'une intervention.

C'est là également qu'il faut noter s'il est nécessaire d'hospitaliser le blessé, et dire « que l'hospitalisation s'impose à raison, soit de la nature de la blessure et des soins qu'exige le traitement, soit des mauvaises conditions d'installation personnelle de la victime ayant pour conséquence l'impossibilité de la soigner utilement à domicile ». (Circulaire ministérielle du 10 août 1901).

Je crois utile de rappeler ce point particulier que pour les lésions de la cornée, vu leur fréquence, il est bon de les diviser en centrales, paracentrales et périphériques : les premières devant gêner plus tard la vision et amenant une incapacité permanente ; les secondes pouvant diminuer l'acuité visuelle ; et les périphériques n'amenant pas en général d'incapacité.

Malgré ce que nous venons de dire, il est quelquefois très difficile, quand on voit un malade le premier ou le second jour de l'accident de poser un pronostic précis.

3º *Époque à laquelle il sera possible d'en connaître le résultat définitif.* C'est la fixation de la durée de l'incapacité temporaire. Ce point est encore plus difficile à préciser que le précédent. Le médecin devra donner un certain nombre de jours approximatifs. Il pourra dire que le blessé pourra reprendre son travail au bout d'une dizaine de jours par exemple ; ou qu'il est nécessaire d'attendre un mois pour être fixé sur l'incapacité due à l'accident. Cette approximation n'engage d'ailleurs pas la responsabilité du médecin qui pourra à l'expiration de la date indiquée par lui fournir au blessé un bulletin de prolongation d'incapacité temporaire. Si primitivement, par exemple, le certificat initial accordait 15 jours au blessé pour être guéri, le médecin pourra fournir un second certificat constatant seulement que huit jours sont encore nécessaires pour obtenir la guérison. Ce second certificat ou d'autres qui pourraient être encore nécessaires si l'affection se prolonge au-delà du terme prévu, est absolument gratuit ; il ne doit contenir aucune description.

Il arrive très souvent que le médecin est très embarrassé pour fixer un pronostic précis d'accident ou pour indiquer l'époque à laquelle il sera possible d'en connaître le résultat. Dans ce cas nous conseillons d'employer la formule suivante dont il faut éviter de faire abus : « Le soussigné déclare qu'en l'état actuel, il lui est absolument impossible de pronostiquer les suites probables de l'accident, ni d'indiquer l'époque à laquelle il sera possible d'en connaître le résultat définitif. » (*Circulaire du directeur de l'Administration générale de l'Assistance publique, 4 Mai 1900.*)

Pour résumer, nous dirons que ce certificat contiendra :

1° état actuel de la victime avec indication sans description de toutes les lésions.

2° cet accident (*a*) permet à l'ouvrier de continuer son travail.

(*b*) ou l'oblige à cesser momentanément son travail et dans ce cas peut donner lieu à une incapacité permanente partielle ou totale,

(*c*) nécessite une opération ou l'hospitalisation.

3° (*a*) la guérison pourra être obtenue au bout de tant de jours et le malade pourra reprendre son travail,

(*b*) il est nécessaire d'attendre tant de jours pour être fixé sur la gravité de la blessure et ses suites probables,

(*c*) il est impossible d'indiquer le pronostic et la date à laquelle on pourra fixer ce pronostic.

En terminant, nous engageons vivement de toujours mettre sur le certificat la motion suivante : « En foi de quoi, j'ai délivré le présent certificat fait sur papier libre, en vertu et pour l'exécution de la loi sur les accidents du travail du 9 avril

1898. » Ceci afin d'éviter que le certificat ne soit détourné de son objet et ne soit susceptible de faire verser au médecin une amende de 62 fr. 50 ; prix que coûte le fait d'avoir fait un certificat sur papier libre quand il fallait le faire sur papier timbré.

Prix et but du certificat initial. — D'après le tarif ministériel du 8 octobre 1905, lorsque l'ouvrier a fait choix lui-même de son médecin, le prix de ce certificat initial est fixé à deux francs et le médecin peut avant de le rédiger en exiger le paiement, soit du patron, soit de l'ouvrier ; et le refuser s'il le veut. Le patron est tenu d'après le loi de se procurer ce certificat à ses frais ; et si l'ouvrier ne fait pas choix de son médecin, il faut le tarifer 5 francs.

Ce certificat doit être rédigé avec d'autant plus de soin que c'est lui qui constitue la première pièce importante de la procédure. C'est d'après lui que le juge de paix constatera s'il y a lieu à enquête. (Dans le cas où le certificat fera prévoir une incapacité permanente, le juge de paix doit procéder à une enquête — loi du 22 mars 1902 — art. 12) C'est lui qui sera remis entre les mains des experts dans les cas à contestation ; c'est lui enfin qui, dans la majorité des cas sert à fixer l'indemnité pour incapacité de travail.

Rappelons que d'après l'art. 30 de la loi du 31 Mars 1905, « est passible d'une amende de 16 à

300 fr. et en cas de récidive dans l'année de la condamnation d'une amende de 500 à 2.000 fr, (sous
réserve de l'application de l'art. 163 du code pénal)
tout médecin ayant dans des certificats délivrés
pour l'application de la présente loi, sciemment
dénaturé les conséquences des accidents. »

II. — Certificat de guérison

C'est le certificat par lequel le médecin indique
dans sa dernière consultation, la guérison du blessé
Ce certificat sera fait sur papier libre. Que doit-il
contenir ?

Il doit indiquer : 1° le diagnostic du traumatisme soigné.

2° les soins donnés.

3° la faculté ou non pour la victime de reprendre
son travail et l'état actuel.

Toutes ces indications seront courtes. On notera
donc :

1° le diagnostic. Rappeler très brièvement le certificat initial.

2° les soins donnés. Indiquer le nombre de
consultations que l'on à données au malade, si
les soins ont été réguliers. les opérations pratiquées avec leur date, le temps de l'hospitalisation.

3° l'état au moment de la reprise du travail.
Le blessé peut reprendre son travail parce qu'il

est guéri ; mais il peut rester une incapacité permanente partielle. Ou il ne peut travailler pour cause d'incapacité absolue.

Ce certificat ne doit contenir que les points que nous venons d'énumérer. Nous ne croyons pas qu'il faille évaluer le dommage en cas d'incapacité permanente quoique quelques confrères aient l'habitude de le faire dans ce certificat. L'évaluation du dommage pourra être faite dans le certificat final descriptif qui nous est payé 5 francs ; ou le juge de paix fera procéder à une expertise.

Je crois nécessaire d'appeler l'attention, à propos de ce certificat, sur un point particulier de la loi de 1898 — art. 3. L'ouvrier ne touche son demi-salaire qu'à partir du cinquième jour. S'il est malade plus de dix jours il touche son demi-salaire depuis le premier jour. Les ouvriers, dont beaucoup connaissent cette disposition de la loi ont tendance à faire durer leur affection au moins onze jours, surtout quand ils ont été reconnus malades pendant huit ou neuf jours. Le médecin n'a pas à prendre en considération ce paragraphe de la loi, et s'il reconnaît son malade guéri le dizième jour, il doit lui donner son certificat de guérison ce jour-là. Il arrive souvent dans ce cas que l'ouvrier qui n'a pu fléchir le médecin qui le soignait, va s'adresser à un autre praticien qui, sans se douter de la supercherie, ne donne au malade le certificat de guérison que

deux ou trois jours après, temps nécessaire pour
que l'incapacité temporaire totale dure les onze
jours réclamés par la loi pour que l'ouvrier touche son demi-salaire depuis le premier jour. Il
faut avouer que cet article de la loi fait dans le
but d'éviter un excès, en a créé pratiquement un
autre beaucoup plus préjudiciable encore pour
les intérêts du chef d'entreprise ou de la compagnie d'assurance.

Ce bulletin de guérison est absolument gratuit.
Il n'est pas obligatoire pour que le malade
puisse reprendre son travail.

III. — CERTIFICATS DESCRIPTIFS

1º *Certificat initial descriptif.* — C'est le certificat que nous engageons les oculistes à rédiger. Il est payé 5 francs et s'applique dans les
cas de contusions ou de brûlures portant sur la tête.
Or l'œil fait partie de la tête, et toute contusion ou brûlure de cet organe permet de réclamer les 5 francs octroyés pour ce certificat. Ce
certificat sera fait comme le certificat initial sommaire que nous avons décrit ; l'état de la victime
devra être décrit avec précision ; il sera nécessaire de discuter également le pronostic.

2º *Certificat final descriptif.* — Ce certificat
est également rétribué 5 francs. Il ne devra être
fourni que sur demande expresse des parties,

(ouvrier, chef d'entreprise, compagnie d'assurance ou juge de paix). Ce certificat, d'après le ministre du commerce, doit constater l'état du blessé après consolidation de la blessure ; aussi peut-on l'appeler également certificat de consolidation. Il doit contenir :

1º La nature de la blessure consolidée ;

2º La date de la consolidation ;

3º (Facultativement), quel est le dommage en cas d'incapacité permanente, partielle ou totale.. C'est en somme une sorte de rapport succinct. Pour l'évaluation du dommage nous renvoyons au chapitre sur les expertises.

IV. — AUTRES CERTIFICATS

Tous les autres certificats, en dehors des précédents, doivent être payés par qui le demande, et de suite. Le prix variera selon le certificat demandé, avec minimum de 5 francs. Ayons toujours soin d'employer à la fin la formule : « fait sur papier libre, en vertu et pour l'application de la loi de 1898. »

CHAPITRE III

SOINS A DONNER AUX ACCIDENTES DU TRAVAIL. — HOSPITALISATION

Lorsque le médecin a examiné le malade et lui a fourni le certificat, il doit alors entreprendre le traitement. Nous répéterons à ce propos que le médecin doit surtout s'efforcer : 1° de guérir le blessé le plus rapidement possible ; 2° de lui rendre dans la plus large mesure ses qualités professionnelles (optiques), et de tout tenter pour arriver à ce résultat. Le médecin devra donc essayer les sutures de la peau, l'ablation des corps étrangers de la cornée et de la conjonctive, les tatouages de taies centrales, les cautérisations de la cornée, les sutures de la conjonctive, les opérations du ptosis paralytique, les blepharoplasties, les canthoplasties, les opérations de l'entropion et de l'ectropion cicatriciels, les traitements divers des larmoiements, les iridectomies optiques, les iridectomies anti-glaucomateuses pour glaucome traumatique, les extractions de cataracte, les iridocapsulotomies, l'extraction des corps étrangers métalliques intraoculaires par l'électro-aimant, l'énucléation s'il y a crainte d'ophtalmie sympathique, l'électrisation des muscles paralysés, etc.

Il faut toujours procéder avec une prudente asepsie, car souvent les corps traumatisants sont septiques, et les tentatives de traitement du début pratiquées à l'atelier par un camarade suffisent à produire des plaies septiques.

L'ouvrier est tenu de se laisser examiner par le médecin du patron. Le chef d'entreprise peut prier le juge de paix d'autoriser son médecin à examiner le malade. Faute par la victime de se prêter à cette visite, le paiement de l'indemnité journalière sera suspendu par décision du juge de paix, qui convoquera la victime par simple lettre recommandée.

Le malade doit également se laisser examiner au cours de trois années pendant lesquelles peut s'exercer l'instance en revision. Le chef d'entreprise pourra désigner au président du tribunal un médecin chargé de le renseigner sur l'état de la victime, soit qu'il veuille s'éclairer sur l'opportunité d'une action à fin de réduction ou de suppression de rente, soit qu'il ait intérêt à discerner la réalité et l'origine d'une aggravation que la victime aurait à faire valoir.

Les blessés devront être surveillés constamment pendant le traitement par le médecin et se rendre chez celui-ci aussi souvent qu'il sera nécessaire. Dans le cas contraire, nous conseillons au médecin de prévenir le chef d'entreprise que l'ouvrier n'est pas assidu au traitement, de façon à dégager sa responsabilité en cas de complication. La victime qui refuse de se laisser panser, peut se voir reprocher ce fait comme une faute inexcusable. L'ouvrier a l'obligation légale de se laisser soigner (*cour de Douai, 14 Novembre 1900*). En cas de refus, le chiffre de la rente peut être abaissé. Il doit se soumettre aux moyens de guérison prescrits par la science (*tribunal civil de Marseille 30 Mai 1902*). Cependant ce devoir n'est pas absolu. L'ouvrier qui a perdu un œil du fait de l'accident ne saurait être contraint à subir aux frais du patron l'ablation de l'organe atteint, lors même que de son refus pourrait résulter la perte de son autre œil ; mais acte sera donné par le tribunal au patron de son offre et des résistances du blessé (*tribunal civil du Hâvre 9 Mai 1902*).

La reprise de travail ne devra être autorisée et le certificat de guérison ne devra être donné que si le blessé peut être considéré comme susceptible de travailler et à l'abri de complications ultérieures. Quelques ouvriers ont hâte de retourner à l'atelier avant la guérison. Le médecin doit les prévenir des risques qu'ils courent et avertir le patron du désir du blessé, sans pouvoir en constater la guérison définitive.

En cas de faute professionnelle grave de la part du médecin, ce sera à l'ouvrier ou au chef d'entreprise à prouver cette faute professionnelle qui peut faire condamner le médecin à des dommages intérêts. Les paragraphes 3 et 4 de l'article 7 de la loi du 22 mars 1902 disent :

« Le tiers reconnu responsable pourra être condamné soit envers la victime, soit envers le chef d'entreprise, si celui-ci intervient dans l'instance, au payement des indemnités et frais prévus aux articles 3 et 4 » et pourra être poursuivi en réparation du préjudice causé, conformément aux règles du droit commun.

« Cette action contre les tiers responsables pourra même être exercée par le chef d'entreprise à ses risques et périls, au lieu et place de la victime ou de ses ayants droit, si ceux-ci négligent d'en faire usage. »

Quel rôle le médecin doit-il tenir lorsqu'il est en face d'un blessé dont la lésion ne peut être due à l'accident dont il se plaint ? Il arrive plusieurs fois, par exemple, que des malades atteints de dacryocystite aiguë, d'orgelet, etc., attribuent l'affection à un traumatisme léger récent (poussière, fumée, etc.) n'ayant laissé aucune blessure apparente. Si la déclaration n'a pas été faite, le médecin doit constater dans son certificat qu'il n'y a pas de relation entre l'accident et la lésion, et prévenir le patron. Mais si la déclaration a été faite, bien que le devoir strict du médecin reste le même, il y a plutôt intérêt à reconnaître malades ces ouvriers, à condition que l'affection ne laisse pas d'incapacité permanente. Dans le cas contraire, ces ouvriers iraient voir un autre méde-

cin. Et les compagnies d'assurance préfèrent plutôt
payer les frais de ce traitement que d'avoir à supporter des frais de justice et d'expertise. C'est
pour elles une question d'économie. Si on ne le
fait pas pour les Compagnies, on peut le faire
pour l'ouvrier qui ne se soignerait peut-être pas
sans cela, et en tous cas ne paierait pas les soins
qu'exige son état.

DE L'HOSPITALISATION

Il est évident que dans les cas graves, ou pour
certaines opérations, il est nécessaire d'hospitaliser les blessés. Ceux-ci peuvent être soignés,
soit dans des hôpitaux d'indigents, soit dans des
hôpitaux privés ou des maisons de santé. Dans
tous les cas le médecin doit signaler dans le rapport initial la nécessité de l'hospitalisation. Avant
la loi de 1905 le chef d'entreprise ne devait les
frais d'hospitalisation que si l'ouvrier était hospitalisé sur la demande du patron. Lorsque l'ouvrier se faisait hospitaliser, c'était lui-même qui
payait ses frais de séjour à l'hôpital. La loi de
1905 dit que le patron est tenu dans tous les cas
des frais d'hospitalisation ; c'est-à-dire que l'ouvrier ait ou n'ait pas fait choix lui-même de son
médecin. La loi de 1905 ajoute que ces frais ne
peuvent dépasser, tout compris, 4 francs à Paris
et 3 fr, 50 ailleurs par jour.

Si les soins sont donnés dans un hôpital pour indigents, l'administration hospitalière peut demander ce prix de 4 fr ou 3 fr 50 par jour. Mais comme l'hôpital est à peine remboursé de ses frais, il est évident qu'il ne peut rien allouer à ses médecins qui doivent donner leurs soins gratuitement quand ils devraient être payés. Quelques médecins touchent cependant dans quelques villes des sommes infimes, par exemple 0 fr 50 par jour par accidenté. Pour ce qui est des certificats le Directeur de l'Assistance publique à Paris exige que ces certificats initiaux soient payés 5 francs. « Lors donc qu'un chef d'entreprise vous fera la demande d'un certificat, vous aurez à lui faire verser par avance la somme de 5 francs représentative de cette indemnité qui sera remise par vos soins au chef du service intéressé. »

« Si au contraire la demande émane de la victime elle-même, qui, aux termes de la loi, est également qualifiée pour prendre l'initiative de la déclaration de l'accident, et si le demandeur n'est pas en mesure de verser immédiatement la somme de 5 francs, vous aurez à en faire l'avance, à charge d'en poursuivre ultérieurement le recouvrement. » *(Circulaire du directeur de l'A.P. à Paris aux directeurs des hôpitaux, 4 Mai 1900).*

Si les soins sont donnés dans un hôpital privé ou une maison de santé, le tarif des frais d'hospitalisation tout compris, ne peut également s'élever à plus de 4 francs par jour à Paris et 3 fr 50 dans les autres localités (*Loi du 31 Mars 1905*). Le terme tout compris entend la nourriture, les pansements et les autres soins spéciaux. Faut-il compter à part les frais d'examen, de certificats, d'opérations, etc. ? La loi dit' formellement non. C'est là une injustice flagrante (*Voir le rapport de Dor au syndicat des oculistes français 1907*).

Nous conseillons donc aux médecins qui veulent hospitaliser des blessés de s'assurer dès le début que le chef d'entreprise ou la compagnie d'assurance paiera les frais d'hospitalisation en dehors des frais médicaux. Mais il arrive en ce cas le fait suivant, c'est que, à pareille demande, les Compagnies d'assurance avant de donner leur approbation veulent attendre les résultats de l'enquête du juge de paix. Or cette enquête peut durer longtemps et pendant ce temps le blessé n'est pas hospitalisé. Les compagnies qui ont tendance à avoir recours à nos sentiments d'humanité, auraient là une facile occasion de prouver qu'elles possèdent ces mêmes sentiments humanitaires en acceptant de suite l'hospitalisation sans faire attendre le blessé.

Il faut reconnaître que le plus souvent, par raison d'économie, les compagnies préfèrent adresser leurs blessés à l'hôpital. En effet il arrive assez fréquemment que le blessé est reçu comme indigent et ne paie pas l'hospitalisation. D'un autre côté les hôpitaux n'ont pas l'habitude de réclamer davantage que les frais d'hospitalisation auxquels ils ont droit, tandis que si le blessé est soigné dans une maison de santé particulière, il peut arriver que le médecin préfère ne pas faire payer l'hospitalisation et fixe une note plus élevée en ne comptant que les opérations et les pansements. (Voir chapitre V).

CHAPITRE IV

SIMULATION ET HYSTÉRO-TRAUMATISME OCULAIRE

I. — SIMULATION

Toutes les fois qu'un trouble fonctionnel n'est point en rapport avec des lésions objectives, il y à lieu de penser à la simulation. Je n'entends pas par simulation le fait que les malades veulent attribuer au traumatisme des lésions antérieures à l'accident ou sans rapport avec lui : cataractes, larmoiement, ectropion. ptérygion, etc. etc.

La simulation peut porter sur toutes les fonctions de l'œil ou de ses annexes. Les malades peuvent simuler des douleurs, du blépharospasme de la photophobie, de la diplopie, l'impossibilité ou la difficulté de la lecture rapprochée. Je ne veux point entrer dans la description des méthodes à employer pour convaincre ces simulateurs de la mauvaise foi. Ces méthodes sont simples. Il faut toujours éviter de dire au malade qu'il est un simulateur.

I° SIMULATION DE DIVERS TROUBLES OCULAIRES

Le *blépharospasme* et la *photophobie* devront cesser dans l'obscurité ou par instillation de cocaïne. Il est difficile au malade d'ailleurs de simuler longtemps cette affection.

La *diplopie* simulée pourra être décelée par l'examen au verre rouge mis alternativement devant chaque œil ; — par l'adjonction de prismes devant croiser et décroiser les images ; — en arrivant à supprimer la vision d'un œil sans que le malade s'en doute, à l'aide d'un verre dépoli par exemple ; — par le diploscope.

L'examen de la réfraction, un bon jeu de pupilles, une bonne convergence, l'emploi de verres convexes permettent de reconnaître si un malade est sincère *quand il dit ne pouvoir lire*.

Pour la recherche des *lésions simulées du champ visuel*, il convient de faire plusieurs examens périmétriques et de voir s'ils concordent, de chercher le champ visuel des couleurs, — de se servir d'une bougie par exemple, pour voir si le malade la verra dans la région qu'il dit être aveugle. Pour la recherche des scotomes centraux, il faut savoir que ces scotomes existent sans lésion objective de l'œil, sans intoxication décelable. On pourra faire varier la couleur, la grandeur, et l'éclairage de l'indice. On comparera l'acuité visuelle accusée avec l'étendue du scotome.

2° SIMULATION DE LA DIMINUTION DE L'ACUITÉ VISUELLE

Ce que fréquemment les malades simulent, ce sont les amblyopies ou amauroses, uni ou bilatérales. Voyons comment nous surprendrons leur mauvaise foi.

a) *Amblyopies ou amauroses unilatérales simulées.*

Il existe de nombreux procédés que l'on trouve décrits dans les traités d'ophtalmologie, en particulier dans Baudry (étude médico-légale sur les traumatismes de l'œil et de ses annexes), pour déceler la simulation unilatérale : lecture contrôlée, verres sphériques, verres et caractères colorés, prismes, diploscope. Ces procédés sont tous très bons quand on en connaît la technique. A notre avis, deux suffisent que nous allons décrire. Ils sont simples et infaillibles. Ce sont : le procédé des verres convexes, et le diploscope de Rémy. Tous ces procédés de recherches sont basés sur ce fait qu'il faut faire regarder les caractères avec l'œil amblyope sans que le malade s'en doute. Il devra donc avoir les deux yeux ouverts. La réfraction sera faite exactement auparavant à l'aide de la skiascopie et de l'ophtalmanètre.

PROCÉDÉ DES VERRES CONVEXES. — Le malade placé à cinq mètres de l'échelle métrique aura les deux yeux ouverts ; on lui appliquera une lunette d'essai et on le priera de lire les plus fins caractères possibles en bouchant d'abord l'œil sain, puis l'œil blessé. S'il y a défaut de réfraction, on mettra la correction devant les deux yeux et on cherchera l'acuité la meilleure pour chaque œil séparément. On fait alors regarder avec les deux yeux à la fois. Le numéro de l'échelle lui indiquera l'acuité visuelle du meilleur œil. On rend alors l'œil sain myope d'une dioptrie en ajoutant un verre convexe de $+1^o$. On dit au malade de lire le plus fin possible. Puis on met un verre de $+2^o$, et on augmente d'une dioptrie jusqu'à atteindre $+10^o$ ou $+11^o$. Dans ce cas, le remotum de l'œil sain étant à 10 centimètres, si le malade lit les caractères de l'échelle, il les lit évidemment avec l'œil malade ; et on détermine ainsi exactement l'acuité visuelle de l'œil blessé, même si cette acuité est inférieure à 0,1, en faisant mettre le malade plus près de l'échelle.

Certains malades étant prévenus de la manœuvre, il sera bon pour les tromper de mettre successivement des verres convexes très différents.

Je suppose les deux yeux emmétropes, l'œil gauche étant blessé. Avec les deux yeux ouverts, le malade accuse 1 d'acuité. En mettant devant l'œil droit des verres convexes de plus en plus forts, le malade avec un $+10^o$ à droite et rien à gauche, lira 0,8. Par ce procédé, j'ai déterminé l'acuité des deux yeux OD $= 1$; OG $= 0,8$.

Il faut bien s'assurer dès le début de l'acuité de l'œil sain.

Procédé du diploscope. — Cet appareil donne des renseignements très précieux sur la vision de chaque œil. On peut dire que par lui la simulation est à coup sûr décelée ; l'appareil se prêtant à un certain nombre d'expériences que l'on peut encore varier par l'adjonction de prismes et de verres colorés. Je ne veux point faire la description de l'appareil, ni parler des différentes expériences qu'il permet de faire. Je dirai seulement que dans la presque totalité des cas, l'expérience dite à trois lettres dont la lettre du milieu vue binoculairement, suffit en y ajoutant des verres colorés. Il est nécessaire d'avoir deux verres rouges et deux verres verts. On place au niveau de l'écran les deux trous rapprochés horizontalement. On met le test de 1/10, de façon qu'une des quatre lettres soit au milieu ; ce sera celle vue binoculairement. Soit le mot KOLA. Je mets l'O au milieu ; les deux yeux verront KOL. KO est vu par l'œil droit, OL est vu par l'œil gauche: On place alors devant l'un ou l'autre œil, devant l'un ou l'autre trou de l'écran un verre coloré. Le malade devra dire de quelle .couleur il voit chaque lettre ; et la lettre O qui est vue par les deux yeux donnera des renseignements précis sur la vision de chaque œil séparément.

Prenons un exemple : l'œil droit est blessé et le malade dit ne pas voir de cet œil. Supposons pour compliquer les choses que ce malade ait des notions du diploscope et sache qu'il ne doit lire que OL. Je mets un verre rouge devant l'œil gauche. OL doit être rouge. J'interpose alors un verre vert sur le trou de droite. O doit être vu rouge et L en couleur complémentaire. Si le malade voit O vert, c'est qu'il voit avec l'œil droit. J'enlève alors le verre rouge de devant l'œil droit, laissant le verre vert devant le trou de droite. Dans ce cas le malade devra voir O blanc et L vert. S'il voit O vert, c'est avec son œil droit. On peut ainsi varier les expériences à l'infini ; et l'oculiste le plus exercé au maniement du diploscope, s'il veut essayer de simuler, peut être rapidement découvert, surtout en faisant ces épreuves très vite et en changeant rapidement les couleurs.

Il est bien entendu que la recherche au diploscope se fera avec la correction sur les deux yeux tenus ouverts. A l'aide de tests numérotés, on peut avoir aussi de cette façon l'acuité visuelle du malade pour chaque œil en particulier.

b) Amblyopies ou amauroses bilatérales simulées.

Amaurose bilatérale. — L'amaurose bilatérale être assez facilement décelée. Il convient d'abord

de faire un examen attentif des yeux à l'ophtalmoscope, et de bien noter les réflexes pupillaires ;
des pupilles réagissant normalement concordant
très rarement avec des yeux aveugles. On peut interroger l'entourage du malade pour savoir s'il peut
se conduire. On essaie de le surprendre en l'ap-
pelant d'un bout d'une pièce à l'autre pour le
faire marcher. On recherchera le réflexe palpébral
de défense ; par exemple en faisant le simulacre
d'un coup de poing entre les deux yeux ; en mettant un verre plan transparent devant les yeux
et en projetant de la poussière sur le verre. Si le
malade a une acuité visuelle même minime, il
devra cligner des paupières.

Amblyopie bilatérale simulée. — Deux cas sont
à considérer : 1º ou bien le malade a une acuité
mesurable de chaque œil ; mais acuité faible non
en rapport avec une affection de l'organe. On
emploie le procédé dit de la glace. Le malade
placé devant une glace lit des caractères par ré-
flexion. Le test d'abord rapproché de la glace
est éloigné progressivement ; le malade ne se ren-
dant pas compte de la distance du test peut accuser une acuité supérieure à celle lue sur le test
directement. S'il lit des caractères de un dixième
d'une échelle placée à 2 mètres 50 de la glace,
il aura 1/10 d'acuité ; s'il les lit à 4 mètres, il aura
1/6 d'acuité, etc.

2o Ou le malade dit ne pouvoir rien lire, pouvant se conduire cependant. Ces cas sont alors difficiles. Il faut beaucoup de patience pour arriver à surprendre le malade ; et la plupart du temps, le médecin n'arrive point à déceler la simulation.

II. — HYSTÉRO-TRAUMATISME OCULAIRE

L'hystéro-traumatisme se caractérise en général par des phénomènes visuels : amblyopie ou amaurose, rétrécissement régulièrement concentrique du champ visuel, dyschromatopsie, insensibilité de la cornée et de la conjonctive, blepharospasme, ptosis, nystagmus, mydriase, troubles de l'accommodation, etc.

Sans vouloir préjuger de la réalité de l'hystéro-traumatisme, nous dirons toutefois qu'il est beaucoup plus rare que l'on ne croit, et qu'un examen très attentif permettra de se rendre compte que l'on a affaire la plupart du temps à un blessé qui exagère ses sensations.

CHAPITRE V

TARIFS D'HONORAIRES

Il existe de nombreux tarifs d'honoraires. Nous ne voulons point passer en revue tous ces différents tarifs : tarifs du syndicat général des oculistes français, tarifs de la société d'ophtalmologie de Paris, etc. Nous renvoyons au numéro de mai 1906 de l' « Ophtalmologie provinciale », où sont publiés ces différents tarifs. Nous voulons seulement nous occuper du tarif légal publié dans l'arrêté ministériel du 30 septembre 1905 paru dans le « Journal Officiel » du 8 octobre 1905 ; puisque c'est ce tarif sur lequel le juge de paix se base dans les cas contestés. Ce tarif manque absolument de clarté. Aussi croyons-nous utile de faire une discussion des articles de cet arrêté et de voir comment le bon sens et les arrêts des tribunaux permettent de l'interpréter.

Discussion du tarif ministériel

Le tarif établi par arrêté du ministre du commerce, le 30 septembre 1905, encore appelé tarif Dubief « *ne s'impose pas aux médecins et aux pharmaciens. Ils restent, en droit, comme aupa-*

ravant, entièrement libres de débattre la rému-
nération de leurs soins ou le prix de leurs hono-
raires ». La pratique montre l'amère dérision de
ces mots établis dans la circulaire ministérielle
du 6 novembre 1905. Si le médecin est libre d'établir sa note d'honoraires, il n'est pas libre de se
la faire payer. Il est évident, en effet, que toutes
les fois que cette note sera supérieure au tarif
légal, les compagnies d'assurance ne manqueront
pas de la contester, et le juge de paix sera obligé
de se conformer au tarif établi et d'abaisser les
prix demandés. Les confrères qui ne craindront
pas d'aller devant le juge de paix, pourront établir
leur note d'après leur tarif habituel. Si dans quelques heureux cas, cette note n'est pas contestée,
ils pourront se frotter les mains ; mais nous crai-
gnons bien que ces cas soient de plus en plus
rares ; et je crois que notre profession n'aime
pas la chicane.

« *Le tarif a seulement pour but et pour effet, dans*
le cas où la victime d'accident a fait elle-même choix
de son médecin et de son pharmacien et où des con-
testations s'élèvent sur la quotité des prestations du
chef d'entreprise à cet égard, de fournir une base
préfixe aux décisions des Juges de paix appelés à
arbitrer ces prestations. »

Donc ce tarif n'est applicable que dans le cas
où la victime aura fait choix elle-même de son
médecin. Dans le cas où le médecin a été désigné
à la victime par le patron, ce tarif n'est pas appli-

cable. Pour que ce cas se produise, il faut que le médecin reçoive du patron ou de l'assurance, autant que possible un mot (imprimé ou manuscrit) le priant de donner les soins au blessé. Dans ce cas, l'ouvrier n'a pas fait choix lui-même de son médecin, et le tarif ministériel n'est pas applicable (*Justice de paix de Villefranche, 2 Juillet 1907*). Le médecin devra avoir grand soin de conserver l'avis du patron ou de l'assurance pour prouver au besoin que les soins ont été donnés sur la demande du chef d'entreprise.

« *Ce tarif est un tableau d'essai, pouvant être modifié après deux années d'expérience.* » L'expérience dure depuis plus de deux ans, et je crois que ce tarif est loin de satisfaire le corps médical. Le besoin se fait sentir d'y faire de profondes réformes, et d'y mettre surtout de la clarté. Les syndicats médicaux se sont occupés de cette question. Nous les laisserons à leur travail et ne voulons point prétendre exposer le tarif idéal. Nous nous contenterons de discuter ce tarif point par point, article par article, paragraphe par paragraphe.

Examinons tout de suite *l'article 14* qui concerne les spécialistes.

Art. 14.— Lorsque, sur l'avis écrit du médecin traitant, le blessé doit s'adresser à un médecin spécialiste, il y a lieu à attribution des honoraires ci-après :

D'après le ministre, ces honoraires ne seront donc dûs que dans le cas où il y a « avis écrit du médecin traitant ». Le sinistré devra donc d'abord s'adresser à un médecin traitant qui fournira le certificat initial naturellement, (et non pas le spécialiste) et ne consulter un spécialiste que si le médecin traitant le juge utile par écrit. Il paraît donc d'après cet arrêté que lorsqu'un blessé va consulter spontanément un spécialiste, ce spécialiste doit être considéré comme médecin traitant, et le tarif ci-après ne lui est pas applicable. Il devrait être tarifé d'après les articles 1 et suivants de l'arrêté ministériel. Malgré cette obligation de l'avis écrit du médecin traitant, il faut avouer que dans la pratique, la justice n'en tient pas compte en général, et que lorsqu'un blessé vient consulter un spécialiste, que ce soit spontanément, ou sur l'avis écrit du médecin traitant, le tarif ci-après est applicable dans tous les cas Il faut penser aussi que, comme l'arrêté est muet sur ce point, ce tarif est applicable à tous les spécialistes de France, quelle que soit la ville où ils exercent. (Voir plus loin l'essai d'unification du tarif).

A. *Médecins oculistes.* — Qu'entend-on par médecins oculistes ? La loi ne le définit pas.

1° Examen du blessé, y compris un pansement simple, 3 fr.

Qu'entend-on par examen du blessé ? Cet examen comprend-il la réfraction, l'ophtalmoscopie, etc. ? Nous croyons que dans ce cas l'examen comprend l'éclairage oblique, la recherche de l'acuité visuelle (sans la réfraction dont nous parlerons plus loin), la recherche rapide du champ visuel, et tous autres actes ne créant pas « une opération de diagnostic nécessitant un outillage et une technique spéciaux ». La réfraction et l'ophtalmoscopie doivent être comptés à part (art. 10 C 5).

Cet examen comprend un pansement simple : Je crois qu'il faut entendre par pansement *simple* la plupart des pansements que nous avons occasion d'employer en oculistique. Nous reviendrons sur ce sujet à propos des pansements antiseptiques complets (art. 10 B 7).

Ce prix de 3 francs pour examen du blessé peut-il se répéter pour toutes les consultations ? Nous croyons qu'il faut voir une analogie entre nos consultations et celles prévues à l'article premier, et nous compterons 3 francs pour chaque examen du blessé que nous fassions ou non un pansement simple.

Si nous voyons le malade à domicile, nous devons compter 3 francs pour chaque visite, en dehors de l'indemnité kilométrique, par analogie avec les visites des autres médecins prévues aux articles 1, 4 et 5, sans fixation de nombre.

Nous ne voyons pas pourquoi, pour le même acte, les oculistes touchent 3 francs, et les laryngologistes 5 francs (art. 14 B) !

2. Extraction d'un corps étranger superficiel, y compris un autre pansement, 5 francs.

Ce prix est à ajouter au prix de l'examen du blessé 3 francs. Dans ce prix de 5 francs sont compris l'extraction et deux pansements : l'un correspondant à l'examen, et un autre pansement pour l'extraction.

Dans ce cas d'extraction de corps étranger, de la cornée ou de la conjonctive (le décret n'en n'indique pas le siège), il faudra ajouter à la note d'honoraires l'anesthésie locale, la réfraction ou l'ophtalmoscopie ; en effet, ces opérations étant inscrites à part dans l'arrêté ministériel, devront être comptées à part.

3. Extraction d'un corps étranger de la cornée avec kératite, y compris quatre autres pansements, 15 francs.

Je crois qu'il faut inscrire également ce tarif dans le cas de corps étranger profond de la cornée sans kératite, car le paragraphe précédent spécifie « corps étranger superficiel », ou de corps étranger profond de la sclérotique. Ce prix comprend cinq pansements dont celui de l'examen. Il convient également de compter à part l'examen, l'anesthésie locale (ou générale), la réfraction ou l'ophtalmoscopie.

4. Opération de moyenne importance sur la cornée, la sclérotique, l'iris (sutures cornéennes, auto-

plastie conjonctivale, ulcères infectieux, excision de prolapsus iridiens, opérations sur les voies lacrymales et les paupières, discision de cataractes secondaires, etc.), y compris quatre autres pansements, 35 francs.

Rien à dire de particulier sur ces opérations en elles-mêmes, sinon que le prix de 35 francs est bien faible pour certaines autoplasties conjonctivales, pour la plupart des opérations sur les paupières, et pour les discisions. Contentons-nous cependant de ce que l'on nous offre. Les opérations sur les paupières ne doivent pas comprendre les blépharoplasties qui doivent être comptées ailleurs (art. 12, 9). Le prix de 35 francs comprend en outre de l'opération les cinq premiers pansements ; mais il ne comprend pas l'examen, l'anesthésie locale ou générale, ni le prix des aides. On ne doit point faire rentrer dans ce paragraphe les sutures de la peau. (art. 10 B 2).

Comment faut-il compter les cathétérismes et injections dans les voies lacrymales ? Doit-on comprendre comme opération sur les voies lacrymales une série de cathétérismes, et compter toute la série au prix de 35 francs ? Ou doit-on voir une analogie entre le cathétérisme lacrymal et le cathétérisme évacuateur (art. 10 A 6), dont le prix est correspondant à celui d'une consultation. Je crois que l'on peut essayer l'une ou l'autre manière de faire.

Pour les injections sous-conjonctivales, je crois

qu'il faut les considérer comme analogues aux injections hypodermiques (art. 10 B 8).

5. *Opérations sérieuses (cataractes traumatiques, extraction de corps étrangers du corps vitré, du cristallin, énucléation, éviscération, iridectomie, etc.), y compris quatre autres pansements, 75 francs.*

Ce prix est bien minime, pour une cataracte traumatique ou une extraction de corps étranger intraoculaire. Notre responsabilité n'est pas estimée suffisamment. Ce prix comprend les cinq premiers pansements.

Comme dans les paragraphes 2, 3 et 4, les pansements dont il est parlé sont des pansements simples et non des pansements antiseptiques complets (voir art. 10 B 7 discussion).

Il convient d'ajouter à ce prix de 75 francs, le prix de l'examen, de l'anesthésie locale ou générale et le prix des aides.

(Au delà de cinq pansements, chacun est compté pour 3 francs, sans que le nombre des pansements supplémentaires puisse dépasser vingt).

C'est-à-dire que dans un cas de corps étranger superficiel, les deux premiers pansements ou consultations, sont compris dans le prix de l'extraction § 2 ; les 3e, 4e et 5e ne sont pas payés ; et à partir du 6e, les autres sont comptés 3 francs. (Quelle logique !)

C'est-à-dire que dans un cas de corps étranger de la cornée avec kératite et dans les opérations moyennes ou sérieuses, en dehors du prix de 15, 35 et 75 francs qui comprend les cinq premiers pansements, chaque pansement à partir du cinquième est compté 3 francs.

Pourquoi le nombre des pansements supplémentaires ne peut-il dépasser vingt ? Pourquoi pas plus ? Encore une inconséquence de cet arrêté. D'autant plus que cette restriction n'existe pas pour les autres médecins, même les laryngologistes, et ne s'applique qu'aux seuls oculistes. Il est bien entendu que ce sont vingt pansements supplémentaires et que par conséquent, nous pouvons faire vingt-cinq pansements (pas un de plus), pour une opération, les cinq premiers étant compris dans le prix de cette opération. Au delà de vingt-cinq pansements, ceux-ci ne peuvent nous être payés, et si nous les réclamons, nous risquons de nous les voir refuser. Une nouvelle intervention interrompt la limitation des pansements en donnant droit à nouveau à vingt pansements postopératoires.

Article 1. — Cet article ne s'applique pas aux médecins oculistes ; bien que textuellement, comme nous l'avons dit plus haut, ce tarif pourrait être applicable lorsque le blessé vient spontanément chez l'oculiste. Nous rappellerons aussi que dans la pratique, c'est l'article 14 A qui nous est applicable ; et le prix de l'examen du blessé est pour les oculistes de 3 francs pour toutes les villes de France.

Article 2. — Ne nous est pas applicable (réserve faite comme ci-dessus).

Article 3. — Le prix de la visite ou de la consultation comprend un pansement aseptique simple ou petit pansement.

Néanmoins, pour le pansement aseptique fait au cours de la première visite ou consultation, il est alloué un honoraire égal à celui de la visite ou de la consultation, tel que le déterminent les articles 1 et 2 ci-dessus.

Donc un médecin touchera visite ou consultation double s'il fait un premier pansement, soit 2 francs, 3 francs, 4 francs ou 5 francs suivant les cas ; tandis que nous ne pouvons réclamer que 3 francs pour l'examen y compris un pansement simple.

Art. 4. — Le prix de la visite est double, lorsqu'elle doit avoir lieu à heure fixe dans le cas prévu par le cinquième alinéa de l'art. 4 de la loi du 9 avril 1898.

L'alinéa visé est le suivant : « Au cours du traitement, le chef d'entreprise pourra désigner au juge de paix, un médecin chargé de le renseigner sur l'état de la victime. Cette désignation, dûment visée par le juge de paix, donnera audit médecin accès hebdomadaire auprès de la victime en présence du médecin traitant, prévenu deux jours à l'avance par lettre recommandée ».

C'est le médecin traitant seul qui a droit à cette indemnité de double visite ; le médecin du chef d'entreprise étant libre de fixer ses honoraires qui lui seront payés par le chef d'entreprise.

Là se pose encore la question de savoir si, quand un blessé vient consulter spontanément un oculiste, ce dernier a droit au tarif du médecin traitant ou au tarif des oculistes d'après l'article 14 A. Nous répétons qu'il nous paraît logique de nous appuyer sur le tarif de l'article 14, et dans le cas où nous serions médecin traitant dans les conditions dont il est parlé à l'alinéa que nous venons de citer, nos honoraires étant de deux visites seraient estimés à 6 francs.

Art. 5. — Le prix de la visite est triple lorsque, dans les cas graves et pressants, elle doit avoir lieu entre 9 heures du soir et 6 heures du matin.

Comme nous venons de le dire dans la discussion de l'article 4, c'est 9 francs que nous aurions à réclamer dans ce cas.

Art. 7. — Lorsque dans les cas graves et pressants, un confrère doit être appelé en consultation, le prix de la consultation équivaut au prix de quatre visites, tant pour le médecin traitant que pour le médecin appelé en consultation.

Le mot cas graves et pressants pourrait être sujet à chicane, les compagnies d'assurance contestant la légitimité du cas grave et pressant. Aussi lorsqu'un confrère croira à la nécessité d'une consultation devra-t-il demander au chef d'entreprise l'autorisation écrite de provoquer cette consultation. D'un autre côté, la loi sur l'exercice de la médecine doit nous donner toute latitude pour reconnaître par nous-même si le cas est grave et pressant et s'il y a lieu à consultation. L'arrêté ministériel, au lieu de dire « sur l'avis du médecin traitant qui doit être seul juge de la nécessité et de l'opportunité de demander une consultation », ce qui eut été logique et plus digne de la profession médicale, se contente de dire « dans les cas graves et pressants ».

Toujours même difficulté pour estimer le prix des quatre visites. En effet, trois cas peuvent se présenter : 1º ou bien le médecin traitant non spécialiste demande une consultation avec un spécialiste ; 2º ou bien le médecin traitant spécialiste demande une consultation d'un confrère ; 3º ou bien la consultation est demandée par le spécialiste auquel a été adressé le blessé « sur l'avis écrit du médecin traitant ».

Dans les deux premiers cas, le spécialiste appelé en consultation rentre dans la catégorie prévue à l'article 14 puisqu'il est demandé sur l'avis du médecin traitant ; et ses honoraires doivent être de 12 francs. Mais dans le premier cas, que touchera le médecin traitant ? Le tarif qui lui sera applicable sera-t-il basé sur le prix ordinaire des visites de ce médecin traitant, c'est-à-dire 4 francs,

6 francs, 8 francs ou 10 francs, tandis que le médecin spécialiste appelé en consultation touchera 12 francs. Il y aurait là inégalité inexcusable, et nous croyons que chaque confrère doit réclamer 12 francs.

Dans le second cas, nous ne pouvons que répéter ce que nous avons dit à propos de la discussion du début de l'article 14 et de l'article 4, et chaque confrère devra réclamer 12 francs.

Le troisième cas rentre dans l'ordre de l'arrêté ministériel, article 14, et chaque confrère a le droit strict de demander 12 francs.

Article 8. — Cet article traite de l'indemnité kilométrique en cas de déplacement ; il nous est applicable tout comme aux autres médecins.

Art. 9. — Le certificat médical initial constatant sommairement la nature de la blessure et le pronostic probable donne droit à une indemnité spéciale de 2 francs.

C'est le certificat que nous devons fournir au blessé dans les 4 premiers jours de l'accident. Il sera fait sur papier libre. Son prix devra s'ajouter au prix de l'examen prévu à l'article 14 A 1. Mais nous devons faire le certificat suivant (Voir le chapitre II sur les certificats).

En cas de blessures multiples, ou bien de contusions ou brûlures portant sur le thorax, l'abdomen ou la tête, le certificat initial descriptif de l'état

*du blessé donne droit à une indemnité spéciale
de 5 francs.*

Nous ne pouvons donc établir ce certificat que
s'il s'agit de blessures multiples, de contusions
ou de brûlures portant sur la tête. Cette spécifica-
tion des lésions fait que nous pourrons toujours
réclamer 5 francs pour notre certificat initial. Les
compagnies d'assurance sont sur le qui-vive à ce
sujet et souvent nous offriront 2 francs pour
le certificat initial. Nous devons toujours réclamer 5 francs puisqu'il s'agit de contusions
ou brûlures portant sur la tête et ajouter ce prix
à celui de l'examen.

*Le certificat final descriptif, constatant l'état
du blessé après consolidation de la blessure, donne
droit à une indemnité spéciale de 5 francs.*

Ne fournissons ce certificat que sur la demande
expresse de l'ouvrier, du chef d'entreprise, de la
compagnie d'assurance ou du juge de paix. Autrement nous risquons fort de ne rien toucher. Ce
certificat devra être détaillé et fait après consolidation de la blessure (Voir chapitre II).

*Le certificat par lequel le médecin indique, dans
sa dernière consultation, la guérison du blessé ne
donne pas lieu à une indemnité spéciale.*

C'est le certificat que nous pourrons fournir après
le traitement. Nous ne pouvons le compter à la
suite de l'examen ou des opérations (art. 14 A).

Nous renvoyons au chapitre II pour ce qui concerne sa rédaction.

Art. 10. — Les soins médicaux et opérations de petite chirurgie donnent droit, en sus du prix de la consultation ou de la visite, aux allocations spécifiées ci-après.

En ophtalmologie les opérations de petite chirurgie sont : l'ablation d'un corps étranger de la conjonctive ou de la cornée, le cathétérisme lacrymal, les injections sous-conjonctivales, les instillations, etc. Plusieurs de ces opérations ne sont pas indiquées dans le présent tarif ; nous devons cependant en être rémunérés. Cet article 10 spécifie que les prix marqués sont en sus du prix de la consultation.

A) Allocation correspondant au prix d'une visite
ou d'une consultation

Le prix de cette visite ou consultation doit-il être de 1 franc, 1 fr. 50, 2 francs ou 2 fr. 50, d'après l'article I ou de 3 fr. après l'article 14 AI ? Nous répétons que nous croyons devoir réclamer le prix de 3 francs. (Voir la discussion de l'article 14 et de l'article 1). L'arrêté est muet sur ce point et la jurisprudence n'a point encore permis d'être fixé définitivement sur cette question très intéressante pour les spécialistes. Le syndicat général des oculistes français a obtenu gain de cause sur la base d'honoraires de 3 francs, dans un jugement en justice de paix du canton nord-est de Rennes, en date du 18 janvier 1907. Nous conseillons donc aux oculistes dans les cas à contestation de se baser sur ce précédent, et de demander la base d'honoraires de 3 francs pour les articles 4, 5, 7 et 10 de l'arrêté.

1. *Pointes de feu.*
3. *Sangsues.*
6. *Cathétérisme évacuateur répété.*

Toutes ces opérations devront être complées 3 francs en plus de l'examen et du certificat. Le cathétérisme des **voies lacrymales**, qui n'est pas un cathétérisme évacuateur, mais est un cathétérisme répété, nous paraît devoir rentrer dans cette catégorie et devoir être compté 3 francs par séance, en sus du prix de la consultation.

B) Allocation correspondant au prix de deux visites ou consultations.

Pour nous oculistes, ce sera 6 francs.

1. *Ouverture d'abcès superficiel.*
2. *Suture simple.*

Pour nous ce seront les sutures de la peau du front, de la joue, de la région temporale, des sourcils ou des paupières ; et les sutures de la conjonctive.

3. *Anesthésie locale.*

Devra être comptée toutes les fois qu'elle sera employée, même dans le cas d'un examen où elle serait nécessaire (blepharospasme marqué, par exemple). Pour les oculistes, cette anesthésie se fait en général par instillations, tandis que dans d'autres régions du corps, il faudra pratiquer une injection hypodermique. Donc le fait de mettre deux gouttes dans l'œil pour anesthésier la conjonctive et la cornée doit nous être payé 6 francs. Surtout n'oublions pas d'inscrire ce chiffre sur notre note d'honoraires à côté de l'extraction d'un corps étranger ou d'une opération.

7. *Pansement antiseptique complet, pansement hémostatique ou grands bandages compressifs.*

Quels sont les cas où un oculiste fera un pansement antiseptique complet : pour une brûlure, plaie ou contusion très étendue des paupières et de la face, après certaines opérations sur les paupières, en particulier les blépharoplasties.

Ce sont les seuls cas où nous puissions compter les 6 francs du pansement antiseptique complet. Ces pansements ont de plus l'avantage de ne pas être de nombre restreint comme les pansements prévus à l'article 14 A. Il ressort de nombreuses expertises que le pansement antiseptique complet est celui qui, pour une brûlure, plaie ou contusion étendue s'étend sur une assez grande région (pansement de jambe, de cuisse, spica de l'aîne ou de l'épaule, pansement **de la tête**, pansement du thorax ou de l'abdomen ; tous pansements nécessitant une grande quantité de matériaux aseptiques ou antiseptiques). La plupart de nos pansements seront compris dans le prix des opérations pratiquées d'après l'article 14 A. Les pansements antiseptiques complets seront comptés en sus du prix de la consultation, 3 francs.

8. *Injections hypodermiques.*

On pourrait y ajouter les injections sous-conjonctivales. Les injections de sérum sont comptées à part (D 7).

9. *Cautérisations profondes.*

De la peau, mais pas de l'œil.

11. *Séance complète d'électrisation par le médecin traitant au moyen d'appareils portatifs.*

Nous pouvons pratiquer l'électrisation pour des paralysies des muscles de l'œil ou des paupières, pour des atrophies optiques en marche.

C) Allocation correspondant au prix de trois visites ou consultations.

Soit 9 francs pour les oculistes (voir A).

1. *Pansement de brûlures, gangrènes, vastes traumatismes, de larges plaies post-opératoires, y compris les ablations nécessaires.*

Cet alinéa n'est pas applicable aux oculistes ; car il fait allusion aux pansements de vastes laparotomies, d'amputations, etc. Les vastes pansements opératoires des oculistes répondent aux pansements antiseptiques complets (art. 10 B 7).

5. Opération de diagnostic nécessitant un outillage et une technique spéciaux : otoscopie, rhinoscopie, laryngoscopie, opthalmoscopie.

L'ophtalmoscopie est donc cotée 9 francs, prix à ajouter à celui de l'examen, 3 francs. Une ablation de corps étranger devra donc comprendre le prix de cette ablation et deux pansements 5 francs, l'examen 3 francs, l'anesthésie locale 6 francs et l'ophtalmoscopie 9 francs. Cet examen ophtalmoscopique ne devra être compté qu'autant qu'il est une opération servant pour le diagnostic. C'est-à-dire quelquefois tous les jours, s'il s'agit d'affections du fond de l'œil.

Et la réfraction ? C'est également une opération de diagnostic nécessitant un outillage et une technique spéciaux. L'ophtalmoscopie entend-elle la réfraction ? Dans la pratique cette opération de diagnostic n'est pas comptée à part et rentre dans le terme ophtalmoscopie. On pourrait dire de même pour le périmètre, le diploscope, etc.

D) Allocation correspondant au prix de cinq visites ou consultations.

Soit 15 francs pour les oculistes (voir A).

7. Injections sous-cutanées de sérums antimicrobiens et antitoxiques y compris le traitement des accidents locaux consécutifs.

12 Greffes épidermiques.

E) Allocation correspondant au prix de dix visites ou consultations.

Soit 30 francs pour les oculistes (voir A).

1 Anesthésie générale.

Le prix de 30 francs pour l'anesthésie générale ne comprend pas le prix des aides (chloroformisateur) (art. 13). Il doit être compté à part quand l'anesthésie générale est employée dans une opération. L'anesthésique employé doit être fourni par le blessé et pris chez un pharmacien auquel il sera payé par le chef d'entreprise.

Art. 11. — Les opérations de grande chirurgie, donnent droit en sus du prix de la consultation ou de la visite, aux allocations spécifiées ci-après :

Ce prix doit donc s'ajouter à celui de l'examen.

Il ne comprend pas le prix de l'anesthésie, ni celui des aides.

E) Allocation de 20 fr., 25 fr. ou 35 fr., suivant que le prix de la visite pour la localité est respectivement de 1 fr.'50, 2 fr. ou 2 fr. 50 :

3 Ligature de la temporale.

Puisque nous avons admis que pour les oculistes le prix de la visite ou de la consultation est de 3 francs, donc supérieure au prix du médecin traitant ; il est légitime de demander le prix le plus élevé, soit 35 francs.

Art. 12. — Les opérations suivantes donnent lieu, suivant les cas, aux allocations dont le minimum et le maximum sont déterminés ci-après :

Ces allocations doivent s'ajouter au prix de l'examen, de l'anesthésie et des aides. Puisque ces opérations sont taxées par un minimum et un maximum, il nous paraît logique, comme nous l'indiquions tout à l'heure, puisque le spécialiste est payé pour l'examen d'un blessé davantage que le médecin traitant habituel, qu'il réclame dans les prix ci-après le maximum.

9 Autoplasties, de 55 à 100 francs.

C'est le prix de 100 francs qui doit être demandé. Ce prix comprend toutes les parties de l'opération, même la tarsorraphie qui sera pratiquée.

Ce prix maximum nous paraît d'ailleurs justifié par la difficulté des autoplasties dans la région des paupières, par le soin particulier que demande l'opération en cette région, et par le fait que l'opération est pratiquée au devant de l'organe visuel.

Les pansements consécutifs à cette opération rentrent dans la catégorie des pansements antiseptiques complets (art. 10 B 7) et doivent être comptés 6 francs. Comme ils ne rentrent pas dans la catégorie des pansements prévus à l'article 14 A, ils peuvent être faits et comptés au-delà du 25e.

Art. 13. — Pour les interventions de grande chirurgie, la rémunération de tout aide (docteur en médecine ou officier de santé), est fixée au quart du prix de l'opération, sans que, quel que soit le nombre des aides, leur rémunération totale puisse dépasser la moitié de ce prix.

Le prix de l'opération dans ce cas doit être interprété le prix net, c'est-à-dire hors le prix de l'anesthésie. Les aides ne seront rémunérés que s'ils sont docteurs ou officiers de santé. Dans toutes les interventions, l'opérateur aura avantage donc à avoir deux aides (chloroformisateur et aide-opérateur). S'il prend plus de deux aides, il doit les prévenir que leur rémunération sera moindre, puisque à 3 ou 4, ils devront se partager ce qui revient à deux seulement.

Nous ajouterons à la discussion de ce tarif un

mot sur l'hospitalisation telle qu'elle est prévue
à l'article 4 de la loi du 31 mars 1905.

*Le chef d'entreprise est seul tenu dans tous les
cas des frais d'hospitalisation qui, tout compris, ne
pourront dépasser le tarif établi pour l'application
de l'article 24 de la loi du 15 juillet 1893 majoré
de 50 pour 100, ni excéder jamais 4 francs par
jour pour Paris, ou 3 fr. 50 partout ailleurs.*

Le terme « dans tous les cas » doit-il être compris de la façon suivante : que le blessé ait fait
ou n'ait pas fait choix lui-même de son médecin.
Tandis que le tarif ministériel des frais médicaux
n'est applicable que si l'ouvrier fait choix lui-
même de son médecin, les frais d'hospitalisation
sont les mêmes dans tous les cas, c'est-à-dire même
quand c'est le patron qui demande l'hospitalisation. Cette interprétation est en contradiction avec
la circulaire ministérielle disant que le médecin
est libre de fixer le taux de ses honoraires.

De plus, ces frais médicaux seront de 4 francs
à Paris, et 3 fr. 50 ailleurs, tout compris. Tout
compris est un mot qui ne doit point prêter à
équivoque d'après le ministre du commerce ; il
comprend le logement, la nourriture, le chauffage,
le blanchissage, l'éclairage, les pansements, les opérations, les médicaments, le personnel hospitalier.
Il n'y a qu'une chose étonnante, c'est que le médecin ne soit pas tenu à donner une indemnité au
blessé par-dessus le marché. Il y a là une injus-

tice flagrante, contre laquelle nous sommes complètement désarmés. Le ministre du commerce spécifie en effet : « Ce tarif ainsi déterminé comprend d'ailleurs tous les frais, sans que le débiteur de ces frais puisse être en butte à aucune autre réclamation, soit de l'hôpital, soit des médecins qui y traitent les victimes, soit des pharmaciens qui y fournissent des médicaments ». Donc le chef d'entreprise ne peut être en butte à aucune autre réclamation que le prix de 4 ou 3 fr. 50 par jour.

Il arrivera donc : *a*) ou que les blessés seront soignés dans un hôpital, et en ce cas l'établissement n'étant pas lui-même payé de ses débours ne pourra donner un centime au médecin qui devra soigner gratuitement les accidentés, les opérer et les panser ;

b) Ou que les blessés seront reçus dans une maison de santé tenue par un médecin. Je crois que ces maisons de santé auront vite fait faillite, si elles s'en tiennent au texte de la loi.

Nous conseillons donc, dans ce dernier cas aux confrères, de ne pas compter l'hospitalisation, et de la mettre au compte des profits et pertes, et de ne produire qu'une note des frais médicaux ; à moins que la note d'hospitalisation ne soit plus rémunératrice ? que celle des frais médicaux. Les médecins ont toujours tendance à être philanthropes et quand ils constateront qu'un blessé a besoin de soins journaliers, ils l'hospitaliseront, mais ce

sera une charité coûteuse qu'ils feront là. Il faut
donc s'abstenir d'hospitaliser les blessés. Peut-être
avant d'hospitaliser un malade, le médecin pourra
demander au chef d'entreprise une autorisation dans laquelle celui-ci s'engagera à payer lui-
même, un prix convenu d'avance, en dehors des
frais médicaux. Nous n'avons point eu connaissance
qu'aucune contestation se soit élevée en justice
au sujet de ce paragraphe de la loi. S'il y a entente
écrite entre le patron et le médecin, nous ne sommes même pas sûrs que le chef d'entreprise soit
tenu de payer ce prix convenu.

Avant la loi de 1905, lorsqu'un blessé était hospitalisé dans une maison de santé de son choix,
c'était le blessé qui devait supporter les frais
d'hospitalisation. Son demi-salaire devant lui permettre de vivre et de se nourrir, il était logique qu'il payât ses frais de séjour dans une
maison de santé à l'aide de son demi-salaire,
au lieu de l'économiser. Mais le demi-salaire
est quelquefois peu élevé. Malgré cela, c'est
encore cette jurisprudence qui paraît être en vigueur quand le blessé choisit son hospitalisation,
la maison de santé pouvant être considérée comme
un simple hôtel.

UNIFICATION DU TARIF MINISTÉRIEL POUR LES OCULISTES DE FRANCE

Est-il possible d'unifier le tarif ministériel ? Légalement cela est impossible. Il nous paraît cepen-

dant qu'avec de l'entente entre les oculistes on pourrait y arriver.

La grande difficulté pour arriver à ce résultat est que l'oculiste est tantôt médecin traitant, n'ayant droit qu'aux tarifs de l'article 1 à l'art. 13 ; tantôt donne ses soins sur l'avis écrit du médecin traitant et a droit alors à l'art. 14. Nous sommes donc amenés par là à compter la consultation d'après l'article 1 ou d'après l'article 14 A ; et de compter différemment l'anesthésie locale, l'ophtalmoscopie, etc., selon que nous rentrerons dans l'une ou l'autre catégorie.

Nous pensons cependant qu'il y a intérêt pour tous les oculistes de France à unifier ce tarif, et voyons sur quelle base nous pourrons nous appuyer pour cela.

Il nous faut examiner successivement les avantages du tarif en prenant comme base l'art. 14. A et comme base l'art. 1.

1o *Article 14 A*. — Les avantages que nous avons de baser nos honoraires sur le tarif de 3 francs sont multiples ; il suffit de lire la discussion qui précède. Ce prix de 3 fr. est, d'après l'arrêté, uniforme pour tous les oculistes et pour toutes les villes de France. Il permet de concevoir plus clairement le texte entier de l'arrêté.

Le seul inconvénient sérieux, je dois le dire, réside dans ce fait que dans beaucoup de cas, ce tarif n'est pas légal ; puisque pour y avoir droit il nous faut l'avis écrit du médecin traitant.

Nous ferons observer cependant que nous avons recours à ce tarif pour les opérations même si nous sommes médecins traitants.

Nous ajouterons deux remarques au point de vue de l'application de l'art. 14 A pris comme base du tarif.

(*a*) Lors de l'élaboration du tarif, il n'a été consulté que des médecins de compagnie qui étaient médecins traitants généraux et avaient l'habitude d'adresser leurs clients à des spécialistes quand les soins de ceux-ci étaient nécessaires. Les conditions aujourd'hui ne sont plus les mêmes : les blessés vont moins directement aux médecins de compagnie, et le plus souvent vont directement consulter le spécialiste.

(*b*) L'objection que nous faisons, que ce tarif n'est pas légal quand l'oculiste est médecin traitant, tout en subsistant entière, n'existe pas toujours dans la pratique. Les compagnies d'assurance sont mal instruites des termes de l'arrêté et déjà beaucoup de confrères, médecins traitants, ont eu leur note acceptée par les compagnies d'assurance sur la base de 3 francs. Le syndicat général des oculistes français a même fait plaider et obtenu gain de cause sur cette base d'honoraires de 3 francs (Justice de paix du canton N-E de Rennes, 18 Janvier 1907).

2º *Article 1*ᵉʳ. — Pour ce qui est de l'unification

du tarif d'après l'article *1*er, nous ferons les objections suivantes.

(*a*) Il est impossible d'unifier le tarif d'après l'article *1*er, puisque cet article par lui-même accorde des prix différents suivant les localités, pouvant être de 1 fr. 50, 2 fr., et 2 fr. 50: L'article 14 A au contraire, accorde à tous les oculistes les prix de 3 francs.

(*b*). Lorsque nous pratiquerons une opération où il y a un tarif minimum et un tarif maximum, il nous paraît légitime de demander le **maximum** ; et nous devons dans notre note d'honoraires en donner les raisons. Nous pourrons dire, dans un cas d'autoplastie (blépharoplastie) par exemple dont le prix est de 55 à 100 francs que nous demandons ce dernier prix parce que l'opération est plus délicate à pratiquer aux paupières que sur les autres points du corps — chose contestable — ; ou que cette opération légitime le prix de 100 fr. parce qu'elle est faite au-devant d'un organe d'une sensibilité spéciale — ce n'est pas une bien bonne raison —. Mais si nous disons que le prix maximum nous paraît légitime pour la raison que d'une façon générale notre tarif d'oculiste est supérieur à celui des chirurgiens, que nos consultations sont payées 3 fr. tandis que les autres touchent un prix moindre ; le juge trouvera logique que nous demandions davantage dans ce cas.

(*c*). Comment tarifierons-nous nos opérations quand nous serons médecins traitants, n'ayant pas droit à l'article 14 A ? Rien dans les treize premiers articles ne concerne nos opérations, et pour nous les faire payer nous serons forcés de nous adresser aux paragraphes 2, 3, 4 et 5 de l'art. 14 A. Nous voilà donc obligés d'avoir recours à cet article, et cependant nous n'y avons pas droit. Pourquoi alors admettrions-nous les paragraphes 2, 3, 4 et 5 de l'article sans admettre le seul paragraphe 1 ? Il n'y a aucune raison. C'est un dilemne dont légalement on ne peut sortir.

(*d*). Quant aux pansements post-opératoires, comment nous les faire payer si nous sommes médecins traitants ? Sera-ce 3 francs d'après le dernier alinéa du § 5 de l'art. 14 A, ou un prix variable d'après l'art. 1. Il nous paraît également logique d'adopter le prix de 3 francs puisque nous tarifierons nos opérations d'après les paragraphes 2, 3, 4 et 5 de l'art. 14 A. Encore une fois pourquoi ne pas accepter le seul § 1er ?

(*e*). Nous ajouterons que si nous voulons unifier le tarif des oculistes d'après l'art. 1, nous serons bien naïfs de ne pas appliquer l'art. 14 A quand nous y avons droit, et de faire cadeau de 1 franc aux compagnies pour la consultation. Nous serons également bien naïfs, si nous y avons droit, de ne pas compter l'anesthésie locale 6 francs, l'ophtalmoscopie 9 francs, etc.

Conclusion. — Il nous semble avoir montré clairement qu'il est impossible d'unifier notre tarif en nous appuyant sur l'art. 1. Il nous paraît logique et illégal quelquefois de prendre comme prix de la consultation et comme base de nos honoraires le prix de 3 francs, et d'adopter l'art. 14 A dans tous les cas. Plaidons en soumettant au juge de paix les objections qui précèdent et espérons que justice nous sera donnée sur le prix de 3 francs. Il n'y a aucune raison de bon sens qui fasse que les oculistes touchent pour le même acte tantôt 3 francs, tantôt moins.

FIXATION DES HONORAIRES D'APRÈS LE TARIF MINISTÉRIEL

Après la discussion que nous avons faite du tarif Dubief, nous pouvons établir par ordre alphabétique le tableau suivant :

Abcès (ouverture)	Art. 10 B 1 (sans la consultation),	6 fr.
Aides	Art. 13	prix variable
Anesthésie locale	Art. 10 B 3	6 fr.
Anesthésie générale	Art. 10 E 1	30 fr.
Autoplastie (Blépharoplastie)	Art. 12,9 (sans la consultation)	100 fr.
Cathétérisme des voies lacrymales	Art. 10 A 6 par cathétérisme	3 fr.
Certificat initial sommaire	Art. 9	2 fr.
Certificat initial descriptif	Art. 9	5 fr.
Certificat final sommaire	Art. 9	gratuit
Certificat final descriptif	Art. 9	5 fr.

Consultation entre confrères. . Art. 7 (pour chaque confrère). . . . 12 fr.

Corps étranger superficiel (ex-traction) . . . . Art. 14 A 2 et 2 pansements. . . . . 5 fr.

Corps étranger avec kératite (extraction) . . . . . . Art. 14 A 3 et 5 pansement. . . . . 15 fr.

Electrisation. . . . . . '. Art. 10 B 11 (par séance sans la consult.) 6 fr.

Examen du blessé. . . . . Art. 14 A 1 et 1 pansement simple . . 3 fr.

Hospitalisation . . . . . . Art.4 (loi du 31 mars 1905) par jour et tout compris.
A Paris . . . . 4 fr.
Dans les autres villes 3 fr.50

Injections hypodermiques . . Art. 10 B 8 (sans la consultation). . 6 fr.

Injections sous-conjonctivales . Art. 10 B 8 (sans la consultation). . 6 fr.

Kilométrique (indemnité). . . Art. 8. . . . . . . prix variable

Opérations moyennes. . . . Art. 14 A 4 et 5 pansements . . . . 35 fr.

Sur la cornée,
la sclérotique, l'iris : Sutures cornéennes.
— Autoplastie conjonctivale.
— Ulcères infectieux.
— Excision de prolapsus iridiens.
— Opérations sur les voies lacrymales.
— Opérations sur les paupières.
— Discision de cataractes secondaires, etc.

Opérations sérieuses . . . . Art. 14 A 5 et 5 pansements . . . . 75 fr.

Cataractes traumatiques.
Extraction de corps étranger du corps vitré, du cristallin.
Enucléation.
Eviscération.
Iridectomie, etc.

Ophtalmoscopie.	Art. 10 C 5 . . .	9 fr.
Pansements post-opératoires .	Art. 14 A 5, du 6ᵉ au 25ᵉ pans., chacun .	3 fr.
Pansement antiseptique complet.	Art. 10 B 7. . . .	6 fr.
Sutures de la peau.	Art. 10 B 2 (sans la consultation) . .	6 fr.
Visite du blessé.	Art 14 A 1 et un pansem. simple, chaque	3 fr.
Visite faite à heure fixe . . .	Art. 4	6 fr.
Visite de nuit	Art. 5 (entre 9 h. du soir et 6 h. du mat.).	9 fr.

Ce tableau alphabétique permettra de fixer rapidement une note d'honoraires. Exemples :

CORPS ÉTRANGER SUPERFICIEL DE LA CORNÉÉ

Dates : 1ᵉʳ janvier. Examen du blessé (Art. 14 A 1) . .		3 fr.
— — Extraction du corps étranger superficiel y compris 2 pansements (Art. 14 A 2).		5 fr.
— — Certificat initial descriptif (Art. 9) .		5 fr.
— — Examen ophtalmoscopique ou réfraction (Art. 10 C 5)		9 fr.
— — Anesthésie locale (Art.10 B 3). . .		6 fr.
	TOTAL. . .	28 fr.

CORPS ÉTRANGER INFECTÉ AVEC CAUTÉRISATION DE LA CORNÉE

Dates : 1ᵉ janvier. Examen du blessé (Art. 14 A 1). .		3 fr.
— — Certificat initial descriptif (Art. 9).		5 fr.
— — Examen ophtalmoscopique ou réfraction (Art. 10 C. 5)		9 fr.
— — Anesthésie locale (Art. 10 B 3) . .		6 fr.

		Extraction du corps étranger infecté et 5 pansements (Art. 14 A 3) . .	15 fr.
—	6 janvier.	Cautérisation de la cornée (Art. 14 A 4).	35 fr.
—	—	Anesthésie locale pour la cautérisation (Art. 10 B 3)	6 fr.
—	—	Aide pour la cautérisation (Art. 13).	8 fr. 75
6 au 27 janv.		Vingt pansements post-opératoires (Art. 14 A 5) à 3 fr.	60 fr.
27 janvier.		Ophtalmoscopie (autre séance) (Art. 10 C 5)	9 fr.

TOTAL. . . 156 fr. 75

ENUCLÉATION POUR PLAIE PERFORANTE DU GLOBE ET INFECTION

Dates : 1er janvier.	Examen du blessé (Art. 14 A 1) . .	3 fr.
—	Certificat initial descriptif (Art. 9).	5 fr.
—	Examen ophtalmoscopique (Art. 10 C 5).	9 fr.
—	Excision de prolapsus iridien (Art. 14 A 4) et 5 pansements.	35 fr.
—	Anesthésie locale (Art. 10 B 3) . .	6 fr.
—	Aide pour l'excision (Art. 13). . .	8 fr. 75
— du 6 au 11 janv.	Cinq pansements post opératoires (Art. 14 A 5) à 3 fr.	15 fr.
— 12 janvier.	Examen ophtalmoscopique. (Art 10 C 5).	9 fr.
—	Enucléation (Art. 14 A 5) et 5 pansements	75 fr.
—	Anesthésie générale (Art. 10 E 1). .	30 fr.
—	Aides pour l'énucléation (Art. 13).	37 fr. 50
— du 12 janv. au 2 fév.	Vingt pansements post opératoires (Art. 14 A 5) à 3 fr.	60 fr.
— 5 février.	Certificat final descriptif (Art. 9). .	5 fr.

TOTAL. . . 298 fr. 25

RÉDACTION DE LA NOTE D'HONORAIRES

Pour rédiger sa note d'honoraires, le médecin devra se conformer à l'article 15 de l'arrêté ministériel et indiquer ses nom et adresse, les nom et adresse du blessé et du chef d'entreprise, la date de l'accident, etc. Il faudra spécifier les dates des opérations et de tous les actes du traitement. Il est bon, comme nous l'avons montré dans les exemples précédents, de faire suivre chaque acte tarifé de l'article de l'arrêté le concernant ; et il faut indiquer que ces honoraires sont établis d'après l'arrêté ministériel du 30 septembre 1905.

Cette note sera envoyée au chef d'entreprise que nous devons considérer comme seul responsable, et non à l'assurance.

CHAPITRE VI

RESPONSABILITÉ DES HONORAIRES

C'est au chef d'entreprise que doit être envoyée la note d'honoraires, car nous devons le considérer seul comme responsable dans les cas d'accident de travail. En cas de forfait avec une compagnie d'assurances, le médecin n'a d'action que contre la compagnie et ne peut rien réclamer du patron (*Tribunal civil de Bourgoin, 12 juillet 1905*).

Le médecin est absolument libre de fixer le taux de ses honoraires, et le tarif ministériel n'est applicable que dans les notes d'honoraires contestées et si le blessé a fait choix lui-même de son médecin. Lorsque le blessé accepte le médecin que le patron lui propose, ce médecin a le droit de demander ses honoraires ordinaires, et le tarif ministériel ne lui est pas applicable. (*Justice de paix de Villefranche, 2 juillet 1907*).

Cependant quand le médecin est celui du patron, si la victime est un simple ouvrier, les juges, tout en tenant compte de l'importance de l'opération, du résultat obtenu et du talent du chirurgien, basent leur appréciation sur le tarif ordinairement appliqué à la classe ouvrière (*Tribunal de Rocroy, 10 décembre 1902*).

L'ouvrier qui reste libre de s'adresser au médecin de son choix, peut-il être admis à prouver la faute professionnelle du médecin de l'entreprise qu'il a accepté, et à réclamer de ce chef une indemnité à l'entrepreneur ? La cour d'appel de Nîmes (*23 juillet 1902*) dit non ; la cour d'appel de Paris *(30 Décembre 1902)* dit oui. Dans ce cas, c'est à l'ouvrier à faire la preuve de la faute professionnelle du médecin.

Le tarif légal est applicable lorsque le blessé a choisi lui-même son médecin, et que la note d'honoraires est contestée par le patron. Si l'ouvrier a choisi un autre médecin que celui de l'entreprise au moment de l'accident, et qu'il désire changer de médecin, il doit en faire part au patron qui supporte les frais médicaux *(justice de paix de Nantes, 23 février 1903)*. D'après l'article 15 de la loi du 31 mars 1905, « le juge de paix connaît des demandes relatives au paiement des frais médicaux et pharmaceutiques jusqu'à 300 francs en dernier ressort, et à quelque chiffre que ces demandes s'élèvent, à charge d'appel dans la quinzaine de la décision. » La compétence du juge de paix ne s'étend qu'aux frais de traitement de la blessure, et non à ceux des consultations ou certificats postérieurs à la blessure. *(justice de paix de Liffré 5 Février 1902)*.

Dans le cas où un ouvrier n'aura pas été blessé par le fait du travail ou à l'occasion du travail, à qui incombe le paiement des frais médicaux ?

La cour de cassation (*Chambre des requêtes,
22 Juin 1905*) dit que le patron ne peut être tenu
de les payer, même si le patron trompé fait la
déclaration et verse le demi-salaire. Dans ce cas
c'est à l'ouvrier ou ses ayants droit que doit s'adresser le médecin pour se faire payer. D'une façon
générale, il est utile au médecin de savoir à qui
incombe le paiement des frais médicaux : 1° à
l'intéressé ; 2° à son conjoint même séparé de
biens ; 3° aux héritiers ; 4° à toute personne dans
le domicile de laquelle réside et est soigné le
malade, à toute personne ayant pris l'initiative de
l'appel du médecin, à toute personne ayant en-
gagé sa responsabilité par une intervention évi-
dente.

Contre qui avoir recours dans le cas où le patron croyant avoir affaire à un accident de travail,
prend l'initiative de l'appel du médecin et où il
est prouvé que l'ouvrier n'a pas été blessé par le
fait ou à l'occasion du travail ? Il semblerait que
le patron serait dans ce cas responsable, avec
faculté pour lui de poursuivre ultérieurement le
blessé pour avoir été trompé. Un confrère nous
a narré le cas suivant : un patron l'a très instam-
ment prié de donner ses soins à un de ses ouvriers
atteint d'accident de travail. Le confrère obligé
de faire l'énucléation trouve au fond de l'orbite
une bourre de cartouche, dont la présence à cet
endroit ne pouvait être en rapport avec le travail de cet ouvrier. Celui-ci finit par avouer qu'il

avait trouvé cette cartouche sur la route, et qu'en voulant la faire partir, la douille l'avait frappé dans l'orbite. Le patron n'a pas voulu payer les frais médicaux, et le confrère, pour des raisons spéciales, n'a malheureusement pas voulu plaider.

En matière d'accidents de travail, les frais médicaux sont privilégiés d'après l'article 2101 du Code civil (6e).

Art. 2101. — Les créances privilégiées sur la généralité des meubles sont celles-ci exprimées, et s'exercent dans l'ordre suivant :

1° Les frais de justice ;
2° Les frais funéraires ;
3° Les frais de dernière maladie ;
4° Les salaires des gens de service ;
5° Les fournitures de subsistance ;
6° La créance de la victime d'accident de travail ou de ses ayants droit relative aux frais médicaux, pharmaceutiques et funéraires...

Dans les accidents de travail, comme dans tous les autres cas, les délais de prescription pour les honoraires médicaux sont de deux ans. Le point de départ de ces deux ans, part du dernier jour de la maladie ou du dernier rapport du malade avec le médecin.

CHAPITRE VII

RAPPORT DES OCULISTES
AVEC LES COMPAGNIES D'ASSURANCE

A moins de forfait passé avec une compagnie, le médecin doit ignorer les sociétés d'assurance. C'est au patron seul et à l'ouvrier qu'il doit s'adresser pour tous actes concernant le traitement ou les honoraires.

Cette règle générale établie, il existe cette question de fait, c'est que ces compagnies existent, qu'elles se substituent au patron, et que tout en devant les ignorer légalement, comme c'est notre devoir et souvent notre avantage, nous sommes obligés souvent de les connaître officieusement. Ces sociétés, si nous soignons le malade, nous écriront, soit pour le certificat ou les soins, soit pour nous payer ou refuser nos prix, etc. Mais ne nous engageons jamais envers elles et pour toutes les contestations, n'ayons affaire qu'au chef d'entreprise seul, et n'écrivons qu'à lui.

Cependant, certains confrères ont l'habitude lorsqu'ils soignent un blessé, d'agir de la façon suivante : ils préviennent non le directeur, mais le chef du service médical de la compagnie d'assurance qu'ils donnent leurs soins à un blessé de la compagnie, que l'accident est bénin ou grave. Dans ce dernier cas, ils prient le chef du service médical de bien vouloir leur envoyer un médecin inspecteur avec lequel ils se mettent d'accord sur le diagnostic et le pronostic. En agissant ainsi, lors du règlement des honoraires, la compagnie ne peut contester les soins puisqu'ils ont été donnés avec l'assentiment et presque sous le contrôle de leur médecin. Et le médecin traitant par les réponses qu'il a reçues du chef de service médical possède un dossier qui pourra faire éviter toute contestation. Il est bien entendu que, même en agissant ainsi, c'est le chef d'entreprise qui doit être appelé devant le juge de paix s'il y a contestation d'honoraires.

La plupart des compagnies d'assurance ayant leurs oculistes, nous croyons utile d'indiquer les droits et devoirs des médecins de compagnie.

Du médecin d'assurances

Droits et devoirs des médecins d'assurance. — La compagnie doit prévenir son médecin de tous les accidents concernant ses assurés ; et le médecin doit rendre compte à la compagnie de l'état du malade. Deux cas peuvent exister : ou le blessé est soigné par le médecin de l'assurance, ou le blessé est soigné par un autre confrère.

Premier cas. — Si le blessé est soigné par le

médecin de l'assurance, le médecin enverra à la compagnie d'assurance le certificat initial et la tiendra au courant du traitement. Il préviendra la compagnie si le malade n'est pas assidu au traitement. En cas d'opération, il devra aviser la compagnie de la nécessité de l'intervention et s'assurer son approbation. Au moment de la reprise du travail, il préviendra que le blessé est guéri ou veut travailler sur sa demande.

S'il persiste une incapacité permanente, le médecin fournira un certificat final descriptif et il évaluera dans ce certificat le dommage dû à l'accident, de façon à permettre à la compagnie de traiter en conciliation avec l'ouvrier et de lui délivrer l'indemnité à laquelle il peut avoir droit.

2e *Cas.* — Le blessé est soigné par un autre confrère. Quand le médecin de l'assurance a reçu avis d'un sinistre et que le blessé ne se présente pas à sa consultation dans les 18 heures, il doit se rendre au domicile du blessé, le voir si possible, et lui donner ses soins s'il n'en a pas encore reçu. Si le blessé n'est pas chez lui, ou refuse de le recevoir, il doit faire une petite enquête dans le voisinage pour être renseigné sur la nature et la gravité de la blessure, et le lieu où est soigné le blessé. Si l'ouvrier refuse de se laisser examiner par le médecin de la Compagnie d'assurance, celui-ci devra interroger le blessé sur les circonstances de l'accident et tâcher d'avoir de sa bouche le diagnostic et le degré de gravité de la lésion. De toutes ces opérations, le médecin de la Compagnie rendra compte à l'assurance.

Le médecin peut visiter un blessé soigné par un autre confrère, mais ne peut s'immiscer dans les soins donnés à l'ouvrier par le médecin de son choix ou par les médecins traitants de l'hôpital. Ces visites sont subordonnées au visa préalable du juge de paix qui autorise seulement une visite hebdomadaire et réserve expressément la présence du médecin traitant, dûment prévenu de cette visite deux jours à l'avance par lettre recommandée, de manière que l'ouvrier puisse se trouver à l'abri de toute ingérence dans son traitement (Circulaire du 3 mai 1905).

En ce cas, c'est la Compagnie d'assurance qui se charge d'obtenir le visa du juge de paix et d'envoyer les lettres recommandées.

L'article 4 de la loi du 31 mars 1905, dit : « Au cours du traitement, le chef d'entreprise pourra désigner au juge de paix un médecin chargé de le renseigner sur l'état de la victime. Cette désignation, dûment visée par le juge de paix, donnera audit médecin accès hebdomadaire auprès de la victime en présence du médecin traitant, prévenu deux jours à l'avance par lettre recommandée ».

« Faute par la victime de se prêter à cette visite, le paiement de l'indemnité journalière sera suspendu par décision du juge de paix, qui convoquera la victime par simple lettre recommandée .»

Si le blessé est soigné dans un hôpital de l'Assistance publique à Paris, le médecin d'assurance doit se reporter à la circulaire adressée par le directeur de l'Administration générale de l'Assistance publique à Paris, aux directeurs des hôpitaux et hospices, en date du 28 février 1901 : « M. le Ministre m'a demandé d'étudier le point de savoir si, sans revenir sur les instructions qu'il m'a données précédemment et qui font l'objet de ma circulaire du 4 mai 1900, et sans admettre que le médecin du patron ou de l'assurance puisse être autorisé à délivrer un certificat sur l'état d'un blessé hospitalisé ou à toucher à ses pansements, il ne serait pas possible de permettre à ce médecin d'avoir accès à l'hôpital pour y voir les victimes hospitalisées, et, à l'aide des renseignements verbaux qu'il pourrait recueillir auprès du chef de service ou de l'interne, se faire une idée de l'état des victimes en vue de ses propositions d'indemnités ».

« Sur l'avis conforme émis par le Conseil de surveillance, j'ai décidé que les médecins des chefs d'entreprise ou des compagnies d'assurances, de même, d'ailleurs, que les médecins des victimes elles-mêmes, pourraient être autorisés à visiter les blessés admis dans les hôpitaux, mais sous la réserve expresse, toutefois, qu'ils ne pourront, en aucun cas, toucher aux pansements, ni faire tout autre acte de nature à compromettre la santé du malade. Afin d'éviter toutes les difficultés, les autorisations d'accès seraient délivrées par vous, et les médecins dont il s'agit pourraient assister à la visite du chef de service, afin de se rendre compte de visu, au moment où le pansement serait refait, de l'état du blessé ; ils pourraient, d'ailleurs, revenir ultérieurement, aussi souvent qu'ils en auraient besoin, mais sous les réserves et conditions spécifiées plus haut ».

Après chaque visite du blessé, le médecin devra rendre compte à la Compagnie de l'état du blessé et des soins donnés.

Dans les trois ans qui suivent la date de la cessation de l'indemnité journalière, et où est ouverte l'instance en revision fondée sur une aggravation ou une atténuation de l'infirmité de la victime, le chef d'entreprise ou la Compagnie d'assurance peut faire visiter le blessé par son médecin.

L'article 19 de la loi du 31 mars 1905, dit :

« Au cours des trois années pendant lesquelles peut s'exercer l'action en revision, le chef d'entreprise pourra désigner au président du tribunal un médecin chargé de le renseigner sur l'état de la victime », soit qu'il veuille s'éclairer sur l'opportunité d'une action à fin de réduction ou de suppression de rente, soit qu'il ait intérêt à discerner la réalité et l'origine d'une aggravation que la victime aurait à faire valoir.

« Cette désignation, dûment visée par le président, donnera audit médecin accès *trimestriel* auprès de la victime. Faute par la victime de se prêter à cette visite, tout paiement d'arrérages sera suspendu par décision du président, qui convoquera la victime par simple lettre recommandée ».

Après chacun de ces examens, le médecin informera la Compagnie de l'état du blessé et donnera son avis sur l'aggravation ou l'atténuation de l'infirmité.

Expertises. — Dans les expertises, le médecin de la Compagnie ne peut être nommé expert pour un assuré ; mais il a le droit absolu d'assister à l'expertise *(Cour de Rouen, 30 avril 1902)*, d'y faire des observations et d'informer la Compagnie des opérations qui y seront pratiquées.

Paiement des honoraires. — Dans toutes les fonctions remplies par le médecin d'assurance (examen des blessés, enquête à domicile, soins et opérations, assistance à l'expertise), celui-ci ne peut rien réclamer au patron. Il n'a de recours que contre la Compagnie dont il est l'agent *(Tribunal civil de Bourgoin, 12 juillet 1905)*.

Devoir déontologique du médecin d'assurances. — Le devoir déontologique du médecin d'assurance qui voit un blessé soigné par un autre confrère est de ne pas médire du traitement. S'il se trouve près du blessé en même temps que le confrère, il doit lui exposer sa mission et l'assurer que son rôle se borne à une simple enquête sans vouloir d'aucune façon s'immiscer dans le traitement institué, ou dans les actes d'une expertise.

Lorsqu'un médecin d'assurance aura à visiter un blessé déjà en traitement, il sera bon qu'il écrive lui-même au médecin traitant de façon à s'entendre avec lui sur le jour et l'heure de la visite.

CHAPITRE VIII

DE L'EXPERTISE

EN MATIERE D'ACCIDENTS DE TRAVAIL

I. — DE LA DÉSIGNATION DES EXPERTS

Tout docteur en médecine français peut être commis comme expert (1) ; un médecin non spécialiste peut être désigné comme expert sur une affection des yeux ou une autre spécialité.

Autorités judiciaires ordonnant l'expertise. — Trois autorités judiciaires peuvent ordonner l'expertise : le juge de paix du canton, le président du tribunal civil de l'arrondissement, le président de la cour d'appel.

La loi du 9 avril 1898 et les lois suivantes précisent les cas où il y a lieu à expertise.

Le juge de paix peut faire examiner le malade par un médecin à fin d'être renseigné sur l'état de la victime. Ce n'est pas une expertise ; ce médecin nommé sur réquisition, fournira le certificat ini-

(1) Les accidents du travail dépendant de la juridiction civile, il n'est point nécessaire que les experts aient cinq ans d'exercice ou aient le titre de médecin expert pour être nommés experts, comme cela est exigé dans l'instruction criminelle.

tial sommaire qui lui sera payé d'après le tarif de l'assistance judiciaire, et touchera la somme de 8 francs (Décret du 21 novembre 1893, art. 4). N'est pas expert également le médecin qui sur le visa du juge de paix, ou de président du tribunal, fait visite hebdomadaire ou trimestrielle près de la victime. Ses honoraires sont payés par le patron.

Le juge de paix peut commettre un expert, soit pour l'aider dans l'enquête prescrite par l'art. 12, soit pour fournir un rapport écrit. C'est le juge de paix, qui, dans ces cas, désigne l'expert dans le jugement. Dans le premier cas, le juge de paix reçoit le serment des experts et leurs déclarations dans son procès-verbal ; il n'y a pas de rapport d'expert. Ce n'est pas une véritable expertise, au sens légal du mot. Les honoraires sont cependant taxés dans ce cas comme pour une expertise. Dans le second cas, il y a véritable expertise avec rapport écrit. Le juge de paix doit éviter de faire abus de l'expertise dans son enquête, car « on est encore trop près de l'accident pour que l'homme de l'art puisse se prononcer en connaissance de cause sur ses conséquences ».

D'après la loi du 31 mars 1905, art. 16, le président du tribunal de l'arrondissement peut commettre expert dans trois cas : *a*) soit pour la fixation de l'indemnité en conciliation ; le rapport de l'expert doit être fourni dans le délai d'une huitaine. — Ce n'est pas une véritable expertise, et l'expert est payé par le chef d'entreprise ; *b*) soit pour la

fixation de l'indemnité en cas de contestation ;
c) soit dans l'instance en révision qui peut se
produire dans les trois ans qui suivent l'accident.

Enfin d'après la loi du 22 mars 1902, art 17,
il peut être ordonné expertise par la cour d'appel
dans les cas d'appel prévus à cet article.

Tout ce qui concerne la procédure des expertises
est compris entre les articles 302 et 323 du Code
de procédure civile.

Acceptation de l'expertise. — Le médecin est
absolument libre de refuser l'expertise. Ne peuvent
être experts, le médecin qui a soigné le blessé,
ni un médecin attaché à l'entreprise ou à la société d'assurances à laquelle est assuré le chef
d'entreprise (art.17, loi du 22 mars 1902). Le fait
pour un médecin d'avoir donné une consultation
à la requête d'une Compagnie d'assurance, ne fait
pas obstacle à ce que ce médecin puisse être ultérieurement désigné comme expert dans une affaire
concernant la même compagnie (*trib. civil d'Angoulême 5 nov. 1902*).

Les experts nommés d'office peuvent être récusés
par les parties.

Le médecin qui accepte la prestation de serment est obligé de faire l'expertise.

En général les experts sont choisis par les parties ; le tribunal accepte ce choix. Dans ce cas,
les experts ne peuvent être récusés.

Du nombre des experts. — D'après le code de procédure civile, il y a lieu à nomination de trois experts.

Avec le consentement des parties, ce nombre peut être restreint ; et il peut n'y avoir qu'un ou deux experts. C'est d'ailleurs souvent une cause d'économie pour les Compagnies d'assurance.

Dans les cas d'expertises ordonnées d'office par les juges pour se procurer des renseignements, les tribunaux peuvent ne nommer qu'un seul expert au lieu de trois, sans qu'il soit besoin à cet égard du consentement des parties.

II. — DES ACTES DE L'EXPERTISE

1º Comment l'expert est-il prévenu ? Il est quelque fois averti par simple lettre de l'avoué de la victime ou du patron. Presque toujours il reçoit par huissier copie du jugement qui le désigne et lui indique le jour, l'heure et le lieu où il devra prêter serment. S'il y a trois experts, ce jugement contenant leurs noms, sera fait en triple expédition et envoyé à chacun des experts.

Ce jugement de désignation contient également le rôle attribué aux experts et les questions auxquelles ils devront répondre dans leur rapport. Il fixe l'objet de l'expertise. En général il ne fixe pas de délai pour le dépôt du rapport ; mais il faut le faire le plus vite possible.

2° Pièces communiquées aux experts. — En même temps que l'avis du tribunal, le médecin reçoit les pièces nécessaires pour éclairer sa religion : enquête du juge de paix, certificats médicaux, rapports des ingénieurs, contremaîtres, de l'inspecteur du travail, etc.

3° De la prestation de serment. — Si le médecin refuse l'expertise il doit en prévenir de suite l'autorité judiciaire qui l'a commis.

Le premier acte de l'expertise est la prestation de serment. De la part du médecin, la prestation de serment entraîne acceptation de la fonction, sous peine de dommages-intérêts qui peuvent être réclamés.

Le médecin dans les expertises pour accidents de travail n'a pas le droit d'exiger une provision avant les actes de l'expertise.

La prestation de serment se fait soit devant le juge de paix du canton, soit devant un juge commis par le jugement s'il s'agit de tribunaux civils ou de cours d'appel.

Le médecin peut être dispensé de la prestation de serment par les parties. C'est une économie pour eux. Cela se fait souvent. Le tribunal ne peut dispenser de la prestation de serment si les parties exigent le serment. Mais dans le cas où l'expertise aura commencé sans que serment ait été prêté et sans que les parties aient exigé cette formalité, l'expertise sera valable et les parties ne pourront se prévaloir de la non prestation de serment pour faire annuler le rapport.

Les parties ont le droit d'être présentes à cet acte judiciaire (art. 315 et 317 du code de procédure civile).

4° Comment sont prévenues les parties des opérations des experts ? L'art. 315 du code de procédure civile nous renseigne à ce sujet :

Art. 315. — Le procès-verbal de la prestation de serment contiendra indication par les experts des lieux, jours et heures de leurs opérations.

En cas de présence des parties ou de leurs avoués, cette indication vaudra sommation.

En cas d'absence, il sera fait sommation aux parties par acte d'avoué de se trouver aux jours et heures que les experts auront indiqués.

Il vaudra toujours mieux, dans tous les cas, que le médecin prévienne lui-même par simple lettre l'ouvrier et le chef d'entreprise, ou les avocats et avoués, des jours, heures et lieux où il voudra pratiquer l'examen du blessé.

Les experts devront fixer eux-mêmes, à leur convenance, les lieu, jour et heure où ils pratiqueront l'examen du blessé. Ces indications devront être fournies lors de la prestation de serment.

5° De l'examen du blessé. — Aux lieu, jour et heure fixés, l'expert ou les experts procèdent à l'examen du blessé. Les experts se réunissent en général chez l'un d'eux ou près du blessé.

Après avoir pris connaissance de toutes les pièces de l'expertise, en particulier des certificats médicaux antérieurs, l'expert doit faire un examen très sérieux de son malade. Il a le droit de l'interroger et même d'interroger les parties présentes, en s'abstenant de toute question ne concernant pas le point de vue qui seul l'intéresse. On pourra faire cet examen avec beaucoup de soin, comme il est dit au Chapitre I. Le médecin a le devoir de s'entourer de toutes les garanties désirables pour cet examen. Le blessé est obligé de répondre aux questions qui lui sont faites et de se laisser examiner.

Si un premier examen n'est pas suffisant, l'expert peut en faire un second, en convoquant les parties comme précédemment. Il a le droit de se servir de tous les moyens de diagnostic qui lui paraîtront indispensables ; il pourra par exemple, faire une injection lacrymale, dilater la pupille par un mydriatique, etc.

Les parties ont le droit d'être présentes à l'expertise (art. 315 et 317 du code de procédure civile). Le médecin de l'entreprise ou de l'assurance peut également assister aux opérations de l'expertise (*Cour d'appel de Rouen, 30 avril 1902*), de même que le médecin de la victime. Les parties qui assistent à l'expertise ont le droit de faire toutes observations qu'elles jugeront utiles. Les experts ne sont nullement obligés d'en tenir compte.

Si le blessé ne se présente pas à l'expertise, l'expert fournit quand même un rapport à l'autorité judiciaire qui l'a commis en constatant la non-comparution de la victime. Il déposera ce rapport au greffe, et il lui sera compté comme une vacation.

6° De la rédaction du rapport. — Dans le délai fixé par le jugement, l'expert ou les experts établissent un rapport. S'il n'y a pas de délai, les experts doivent cependant hâter leurs opérations. En cas de retard ou de refus de déposer le rapport, l'expert peut être assigné devant le tribunal à trois jours francs pour être condamné à faire ce dépôt (art. 320 du code de procédure civile). Ce rapport se fera sur papier libre. La rédaction doit en être secrète, et l'expert est tenu de ne pas dévoiler aux parties ni à des tiers les conclusions de son rapport.

L'expert fera son rapport à tête reposée et avec tout le soin possible.

7° Enregistrement et dépôt du rapport. — Le rapport terminé, il sera fait enregistré gratuitement par l'expert au bureau de l'enregistrement. Puis il sera déposé au greffe de l'autorité judiciaire qui a ordonné l'expertise (justice de paix, tribunal, cour d'appel). La formalité de l'enregistrement est souvent faite par le ministère du greffier. Le dépôt sera fait dans les délais indiqués, sous les peines prévues au code de procédure civile. Le greffier dresse un acte de dépôt que l'expert signe. Lorsque le dépôt est fait, on peut avertir les parties par lettre, de la date et du numéro du dépôt pour qu'elles puissent en prendre connaissance.

Le devoir des experts est terminé.

III. — Du rapport d'expert

Ce rapport sera fait sur papier libre (art. 22, loi du 9 avril 1898). Il faut prendre un format de papier assez grand, rayé autant que possible, écrire très lisiblement. (Le format des feuilles de papier timbré à 0 fr. 60 est souvent employé). On écrira sur les feuilles doubles, sur le recto et le verso de chaque page. Si le rapport contient plus de quatre pages, on attachera ensemble les différentes feuilles et on les numérotera. On laissera sur le côté une marge assez large pour pouvoir y mettre des addenda, si c'est nécessaire.

Le rapport sera écrit tout entier par un des experts et signé par tous.

Sur le haut de la première page, on écrira : « Loi du 9 avril 1898 », ou « Accident de travail ».

Les dates et les nombres doivent être en toutes lettres. Il faut éviter les rayures, les grattages, les surcharges. Laisser peu de blanc et d'interlignes.

Chaque partie du rapport sera séparée de la suivante par un interligne blanc, ou un petit trait.

De l'objet de l'expertise. — L'expert doit se renfermer dans les limites du mandat qui lui a été confié. Le jugement qui ordonne l'expertise pose en général un certain nombre de questions auxquelles l'expert devra répondre. Dans les expertises oculaires, pour les cas de fixation de l'indemnité devant le tribunal et quand il y a contestation, les questions posées sont en général les suivantes :

1º Quel est l'état du blessé ?

2º Y a-t-il incapacité permanente totale ?

3º Y a-t-il incapacité permanente partielle, et quelle est la diminution de validité professionnelle du blessé ?

4º La blessure peut-elle, actuellement ou dans l'avenir retentir fâcheusement sur l'autre œil ?

5º En cas de guérison, quelle a été la date de la consolidation de la blessure ?

6º Le blessé a-t-il suivi ou négligé les prescriptions médicales ?

Lorsqu'il y a expertise en cas de revision, les questions sont les suivantes :

1º Quel est l'état actuel du blessé ?

2º Quel était son état au moment de la fixation de l'indemnité ?

3º Y a-t-il aggravation ?

4º Dans ce cas, en rechercher et indiquer les causes ; voir si la cause vient de l'ouvrier (Exemple : refus d'énucléation ayant amené ophtalmie sympathique):

5º Dans le cas d'aggravation, évaluer la diminution de validité professionnelle du blessé.

6º Dans le cas d'amélioration, évaluer le degré d'invalidité du blessé.

Division du rapport. — Le rapport d'expert comprendra le préambule, l'historique, l'exposition des faits, la discussion et les conclusions. Chacune de ces parties sera séparée de la précédente par un interligne.

1º *Préambule*. — Le préambule comprend :
Noms, prénoms, qualités et domiciles des experts ;
Indication du magistrat ou du tribunal qui a ordonné l'expertise ;
Date de la réquisition ;
Date et lieu de la prestation de serment ; ou dispense du serment ;
Date, heures, lieu des opérations d'expertise ; noms des personnes présentes et leurs titres.
Questions posées par la justice. Transcrire tout au long entre guillemets, le passage du jugement qui contient les questions sans en omettre une seule.

2º *Historique*. — Se fait par l'interrogatoire du malade et des personnes présentes. Il faut rappeler les circonstances de l'accident, les troubles subjectifs ayant suivi immédiatement cet accident, les soins donnés, les suites de la blessure, avec le plus de détails possible.

Dans cet historique, il faut rappeler les différentes pièces annexées au dossier avec leur date : rapports d'enquête, certificats, etc. ; et il faut résumer en quelques lignes chacune de ces pièces, pour bien prouver que l'on en a pris connaissance.

3o *Exposition des faits.* — C'est le compte-rendu exact de l'examen du blessé et de son état actuel. Il faut dire les symptômes subjectifs observés par le malade, et décrire l'examen objectif fait méthodiquement. Il ne faut pas oublier de signaler dans quelques cas l'absence de certains symptômes, la variabilité de tel ou tel signe. C'est un rapport très détaillé.

4o *Discussion* du diagnostic et du pronostic. Il faut faire un diagnostic complet et envisager toutes les affections auxquelles on pourrait penser. Les avis doivent être motivés. Il faut éviter d'employer des termes techniques ; ou si on les emploie, il faut les expliquer.

Quant à la discussion du pronostic, c'est en somme la réponse aux questions posées dans le jugement, que nous ne répéterons pas ici. Le médecin devra dire si le malade est guéri, s'il est atteint d'incapacité permanente, partielle ou totale ; s'il y a des craintes d'ophtalmie sympathique (l'ophtalmie sympathique dans la majorité des cas (se déclare de la 4e à la 12e semaine), si les soins ont été réguliers, s'il y a faute de l'ouvrier par négligence ou refus d'opération ; s'il y a guérison, indiquer la date de la consolidation de la blessure ; autrement dit, à quel moment l'accident est-il arrivé à son état définitif. S'il s'agit de rapport pour fixation d'une indemnité contestée, souvent l'expert fixe la date de la consolidation au jour de l'examen qu'il pratique.

Lorsque la blessure n'est pas consolidée au jour de l'expertise, l'expert devra indiquer à quelle date aura lieu cette consolidation, ou fixer une époque approximative s'il lui est impossible d'établir une date fixe.

L'expert devra dire aussi si l'incapacité est susceptible de s'améliorer avec le temps (paralysie musculaire par exemple). La loi a prévu un délai de trois ans pour révision du chiffre de l'incapacité.

5º *Conclusions*. — C'est le résumé du rapport et la réponse aux questions posées par le jugement. Ces conclusions seront numérotées. S'il y a dommage, du fait de l'accident, l'expert est souvent sollicité de fixer ce dommage. C'est le point le plus délicat du rapport.

Il faut indiquer si les conclusions ont été votées à l'unanimité ou à la majorité des experts. En cas d'avis différents, il faut exposer ces avis avec les motifs qui les ont fait admettre. Mais il ne faut pas mettre le nom de celui ou de ceux dont l'avis est différent (art. 318 du Code de procédure civile).

6o *Date et signatures*. — Le rapport doit être daté du jour où il a été rédigé (chiffres en toutes lettres). Il sera écrit tout entier de la main d'un des experts et signé par tous.

Au cas où après la rédaction définitive, il y aurait lieu de faire des addenda ou des rayures il faudra mettre dans la marge les mots à ajouter, en face de la ligne à laquelle ils correspondent avec un signe pour en indiquer la place dans le rapport. Au-dessous de chaque passage écrit en marge du rapport, les experts doivent également apposer leurs signatures ou leurs initiales.

7o *Honoraires des experts*. — (Facultatif). On peut faire taxer son rapport à la fin de celui-ci ; mais il est préférable souvent d'attendre pour se faire payer.

IV. — EVALUATION DU DOMMAGE DANS LES ACCI-

DENTS DES YEUX

Presque toujours le jugement fixant expertise demande à l'expert d'évaluer le dommage causé par la blessure. Le médecin pourra avoir à évaluer ce dommage dans d'autres cas ; par exemple dans le cas où il lui est demandé un certificat final descriptif, ou dans le cas où le médecin d'assurance considère la blessure comme consolidée, de façon à ce que la Compagnie d'assurance puisse s'entendre en conciliation sur le dommage causé. Il est bien entendu que ce dommage n'existe qu'en cas d'incapacité permanente. L'expert l'évaluera en chiffres, à tant pour cent, dans ses conclusions.

Pour évaluer équitablement une incapacité, il convient d'être bien pénétré de l'idée que le législateur a voulu mettre dans la loi, et des habitudes qui ont suivi l'application de cette loi.

La loi prévoit l'incapacité permanente absolue donnant droit aux deux tiers du salaire, et l'incapacité permanente partielle ne donnant droit qu'à la moitié de la réduction que l'accident aura fait subir au salaire. Donc tout ouvrier susceptible de gagner autant après l'accident qu'avant le traumatisme, ne peut être considéré comme atteint d'incapacité partielle. C'est au médecin que le juge s'adresse pour le renseigner sur cette question. Le médecin est donc considéré comme connaissant les exigences professionnelles de chaque métier, avec le maximum et le minimum de ces exigences pour que l'ouvrier puisse exercer ce métier. L'expert dans son enquête aura donc à rechercher quelles sont les exigences professionnelles de la profession du blessé.

Ce point bien établi, il faut tenir compte de ce fait que depuis l'application de la loi, les experts ont étendu beaucoup cette idée première et ils ont été suivis dans cette voie par la jurisprudence.

Tout en tenant compte des exigences professionnelles du blessé, l'expert a considéré aussi l'accident en lui-même et a estimé un dommage là où l'ouvrier gagnait le même salaire après qu'avant l'accident. De nombreuses statistiques sont là, faites aussi bien en France qu'à l'étranger, qui montrent que dans la majorité des cas, pour les incapacités partielles, l'ouvrier gagne autant et quelquefois davantage après qu'il a touché sa rente ou le capital qui la représente. Aussi l'expert ne reste-t-il pas cantonné dans l'esprit exact de la loi. Toutes les fois qu'un accident aura déterminé un dommage réel, on pourra être accusé d'avoir déterminé un dommage, l'expert accordera au blessé une diminution de capacité professionnelle. Ceci paraît d'ailleurs assez logique. Est-il admissible en effet qu'un manœuvre qui, antérieurement à l'accident, avait une acuité normale, et qui après l'accident n'a plus que 0,1 de chaque œil, ne touche aucune indemnité sous prétexte qu'après l'accident il pourra gagner le même salaire ? En poussant les choses à l'extrême on peut dire aussi que la perte d'un œil qui n'entraîne pas une incapacité de travail pour un manœuvre, ne devrait donner droit pour le blessé à aucune indemnité. Cela serait souverainement inique.

Monsieur André, juge d'instruction au tribunal de la Seine écrit d'ailleurs (1) : « La jurispru-

(1) Louis **André**. Les accidents de travail. Larousse, éditeur.

dence a posé en principe que, sans se préoccuper d'aucune autre circonstance de fait, notamment du point de savoir si le salaire a été effectivement réduit, il y a lieu de tenir compte uniquement :

« 1o De l'état de la victime au moment où se règle la pension ; 2o de la capacité professionnelle qu'elle conserve, en raison de son âge, de ses aptitudes et de l'infirmité dont elle est atteinte ; 3o de la rémunération qu'elle a chance d'obtenir dans l'avenir.

« C'est ainsi qu'il a été jugé que l'indemnité à laquelle l'ouvrier a droit ne doit pas être diminuée parce que, dès avant l'accident, il avait une infirmité, une lésion, une maladie dont les conséquences se trouvent simplement aggravées.

« D'autre part, il n'y a pas lieu de s'inquiéter de savoir si, par son ingéniosité, ses qualités intellectuelles ou physiques, la victime pourra, dans un avenir plus ou moins limité, se créer une situation plus ou moins rémunératrice (tribunal de Montauban, 27 janvier 1905) ».

Incapacité propre et incapacité relative. — Dans l'évaluation d'une incapacité entrent en ligne une quantité de facteurs qui font que l'estimation du dommage demande de la part de l'expert un examen approfondi de chaque cas et une étude sérieuse de ses contingences.

J'estime qu'il y a lieu dans un accident ayant des suites de considérer à part l'incapacité propre à l'accident et l'incapacité relative. J'entends par incapacité propre celle due à l'accident lui-même, ne concernant que les lésions dues au traumatisme incriminé indépendamment de tous autres facteurs. Par exemple un ulcère de la cornée détermine une taie. Cette taie due à l'accident pourra diminuer la vision et c'est cette diminution qui constituera l'incapacité propre à l'accident, indépendamment de l'état de l'œil congénère, de l'état antérieur de l'œil blessé, de la profession du blessé, etc.

L'incapacité relative représente l'influence que peuvent avoir sur l'incapacité propre des facteurs étrangers à l'accident, mais en rapport avec l'état des yeux ou la profession du malade.

Ces notions sont importantes à connaître, car dans la pratique, on n'évalue le plus souvent que l'incapacité relative qui peut faire augmenter ou diminuer l'incapacité complète (incapacité propre et incapacité relative). Un exemple montrera l'importance de ce qui précède. Un ouvrier, à la suite d'un traumatisme présente une taie de la cornée droite avec paralysie de la VI⁰ paire droite. L'incapacité propre sera représentée par le dommage dû à la taie et par le dommage résultant de la diplopie et de l'absence des mouvements de latéralité droite de l'œil droit. Si le malade a une profession exigeant qu'il monte sur des échafaudages, par exemple, l'incapacité relative sera pour sa profession une incapacité absolue, et cependant ce malade ne peut être considéré comme aveugle et toucher les deux tiers de son salaire. Si le blessé a une profession n'exigeant pas la vision binoculaire, la taie résultant de l'accident n'entrera pas en ligne et l'incapacité relative sera moindre que l'incapacité propre.

Ceci dit, examinons maintenant les différents facteurs constituant une incapacité relative. Nous verrons successivement : l'influence qu'exerce sur l'incapacité propre : les qualités optiques professionnelles, l'influence de l'œil blessé, l'état antérieur de l'œil atteint, l'état de son congénère, l'état de la vision binoculaire, l'état du champ visuel, l'état de la réfraction, l'influence du port des verres, l'influence de l'accommodation, de la musculature externe, de la défiguration, de l'âge.

1. Qualités optiques professionnelles. — Lors du congrès de la Société française d'ophtalmologie 1904, Sulzer a présenté un rapport sur l'acuité visuelle dans ses rapports avec l'incapacité de travail. Il démontre que chaque métier possède une acuité visuelle professionnelle qui lui est propre et qui le plus souvent n'est pas la même que l'acuité visuelle physiologique. Il définit ainsi l'acuité professionnelle :

L'acuité visuelle professionnelle d'un métier déterminé est représentée par le degré d'acuité visuelle physiologique nécessaire pour exercer ce métier. La limite supérieure de l'acuité visuelle professionnelle d'un métier donné est constituée par le degré d'acuité visuelle le plus bas qui permet d'exercer ce métier sans entrave. La limite inférieure est le degré d'acuité physiologique le plus élevé qui ne permet plus du tout l'exercice de ce métier

Cette notion de l'acuité professionnelle est évidemment de première importance. Sulzer a proposé que les médecins fassent des statistiques sur les limites de cette acuité pour différents métiers. Mais c'est là une tâche presque impossible, et nous ne sachions pas que cette enquête ait été poussée depuis quatre ans et ait donné quelques résultats. M. le Professeur de Lapersonne a fait d'ailleurs observer que « le nombre des professions inscrites dans la liste contenue dans le rapport est de 554. Si l'on songe que certaines de ces professions comprennent beaucoup de branches et que pour établir une moyenne, il faut examiner un assez grand nombre d'ouvriers dans chaque branche, on voit où cela pourrait conduire ». Cette liste de 554 professions s'est encore allongée depuis la loi du 12 avril 1906 qui étend à toutes les exploitations commerciales les dispositions de la loi du 9 avril 1898. Malgré ce que contenaient d'excellent les conclusions du travail de Sulzer, il ne faut pas vouloir attendre la fin de cette enquête, et il faut se placer en face des réalités. Comme nous l'avons dit d'ailleurs, d'autre part, l'acuité visuelle professionnelle est un facteur qui doit entrer en ligne de compte, mais ce n'est pas le seul. Et puis la profession du blessé n'est pas tout, puisque dans la plupart des cas, l'ouvrier touchera une indemnité même lorsqu'il pourra gagner le même salaire après l'accident.

Dans la pratique, au point de vue de l'acuité visuelle professionnelle, on peut diviser les métiers en deux grandes classes : ceux exigeant une acuité visuelle supérieure (bijoutiers, serruriers, mécaniciens, électriciens, etc.), et ceux n'exigeant qu'une acuité visuelle inférieure (manœuvres, maçons, journaliers, etc.). Il y a certains métiers qui exigent une acuité visuelle parfaite (professions visuelles), et certains autres qui peuvent être pratiqués par des aveugles. Dans les métiers exigeant une acuité parfaite, la moindre diminution de la vision créera une incapacité absolue pour la profession ; mais après ce que nous avons dit de l'incapacité propre et de l'incapacité relative, les blessés ne pouvant être considérés comme aveugles ne toucheront qu'une incapacité partielle, car ils peuvent être très aptes dans d'autres professions et on pourra les considérer comme métiers à acuité visuelle supérieure, en majorant un peu le degré d'incapacité. Pour ce qui est des métiers pouvant être remplis par des aveugles, il faut tenir compte de leur vision avant l'accident et les considérer comme métiers exigeant une acuité visuelle inférieure. Aussi ne maintiendrons-nous que deux classes de métiers : ceux à acuité visuelle supérieure, ceux à acuité visuelle inférieure. Nous avons fait plus loin des tableaux permettant d'évaluer le dommage dû à une diminution de l'acuité dans ces deux classes.

Pour ce qui est de la perte d'un œil, les tribunaux l'évaluent de 25 à 33 %, l'autre œil étant sain. La perte d'un œil est estimée à 1/4 chez les ouvriers qui travaillent par force musculaire (*Cour d'appel de Rennes, 15 mai 1901*) ; et à 1/3 dans presque toutes les autres professions, même chez les manœuvres (*Cour d'appel de Limoges, 4 novembre 1901*).

Les qualités optiques professionnelles ne comprennent pas que l'acuité visuelle professionnelle ; mais elles comprennent aussi tout ce qui peut gêner les fonctions de l'œil ou des annexes. Les cicatrices, le larmoiement, l'ectropion, l'entropion, l'iridectomie opératoire, la lagophtalmie, le ptosis, l'anesthésie des paupières et des sourcils, sont autant de causes pouvant créer une diminution de la capacité au travail, indépendamment de l'acuité visuelle. En tous cas, elles causent pour le blessé une incapacité propre, qui, bien que ne l'empêchant pas quelquefois de gagner le même salaire, existent néanmoins et lui causent un dommage qui devra s'ajouter à celui causé par la diminution de l'acuité.

2. État antérieur de l'œil blessé. — Cet œil peut être sain, ou présenter des lésions qui diminuent ou abolissent la vision.

Si l'œil est sain, l'incapacité propre à l'accident subsiste entière.

La vision de cet œil peut être diminuée par différentes causes qui peuvent être : une amétropie marquée, des taies anciennes, un trouble du cristallin ou du vitré, des lésions du fond de l'œil, une amblyopie ex anopsia avec ou sans strabisme, etc. Dans tous les cas, l'incapacité sera évaluée par la différence d'acuité résultant de l'accident. Il est rare que le médecin connaisse l'acuité visuelle de l'œil avant l'accident, mais il peut l'établir approximativement, d'après les lésions existantes et d'après l'acuité après l'accident étant donné que le traumatisme doit avoir diminué peu ou beaucoup les qualités visuelles de l'œil. Voici quelques exemples que nous avons relevés :

Obs. i. — Limousinant, 75 ans, OD $+ I = 0,8, 0,G + 1,50 = 0,5$. Trouble du vitré de l'œil gauche. IPP $= 8$ %.

Obs. ii. — Mineur, 27 ans, OD $= 0,15, 0G = 0,1$. Petite taie centrale de la cornée gauche. Choriorétinite maculaire des deux yeux IPP $= 12$ %.

Obs. iii.—Maçon, 40 ans, OD$= \dfrac{1}{50}$ OG $= \dfrac{1}{50}$ Contusion du globe à travers la paupière. Double atrophie optique constatée au premier examen. Pas d'incapacité.

Obs. iv. — Manœuvre, 27 ans, présentait des taies épaisses des deux cornées provenant de kératite interstitielle ancienne. Le malade ne possédait à l'œil droit qu'un petit espace clair très limité de la cornée lui permettant le travail. Il reçoit un corps étranger en ce point ayant déterminé une taie. ODV $= \dfrac{1}{100}$ OG V $= \dfrac{1}{100}$

L'expert n'a accordé que IPP $= 12$ %.

Lorsque le médecin constate dans un œil une lésion qui ne lui paraît pas dûe à l'accident, mais qu'il ne peut affirmer n'être pas dûe à celui-ci, le blessé doit profiter du doute, et son incapacité sera évaluée comme si la lésion provenait de l'accident. Ainsi un ouvrier fait une chute sur la tête. On constate à l'examen une myopie forte et un décollement de la rétine de l'œil droit. Il est probable que ce décollement existait avant l'accident et est dû à la myopie. Cependant, le médecin ne pouvant pas affirmer que l'accident n'a pas déterminé ce décollement, le blessé doit profiter du doute, et le décollement sera considéré comme dû à la chute de l'ouvrier. Ainsi en serait-il pour une paralysie musculaire, etc.

Lorsque l'œil blessé était antérieurement aveugle, il y a lieu de considérer si cette cécité est curable ou non. Si le malade a, par exemple, une cataracte de l'œil droit et que l'accident détermine une taie de cet œil, faut-il lui accorder une indemnité ? Je ne le crois pas, car cette taie dans le présent ne diminue pas ses capacités professionnelles, puisque le malade borgne auparavant pouvait cependant exercer son métier. Si la cécité est irrémédiable, il est évident que n'importe quel traumatisme sur cet œil ne peut donner lieu à une indemnité.

Lorsqu'un ouvrier aura été blessé du fait d'un accident de travail, et qu'une intervention puisse lui donner une meilleure acuité, l'expert devra indiquer dans son rapport la nécessité de cette intervention avec les raisons qui doivent la faire admettre. Si le blessé refuse de se faire opérer, l'expert devra indiquer approximativement l'acuité visuelle qui pourrait exister après l'opération (iridectomie optique, par exemple), et l'incapacité sera alors établie d'après l'acuité probable après l'opération. Un ouvrier ayant une taie centrale très limitée de l'œil droit, avec $V = 1/100$, refusant de subir un tatouage ou une iridectomie optique pouvant ramener sa vision à 0,5, par exemple, ne devra avoir droit qu'à l'incapacité établie avec une vision de 0,5.

3. Importance de l'œil blessé. — Dans certaines professions, les ouvriers se servent de préférence d'un œil, en général l'œil droit. Il est évident que dans ces cas, le côté blessé a une importance. Un chasseur droitier, qui, par exemple, est blessé à l'œil gauche, sera beaucoup moins gêné que s'il est blessé à l'œil droit qui lui sert pour viser. Il peut donc y avoir à tenir compte dans certains cas de l'œil atteint.

4. État de l'œil non blessé. — L'état de l'œil non blessé est très utile à connaître. D'une part, en cas de lésions binoculaires, on pourra admettre que certains troubles de l'œil blessé ne sont pas dûs à l'accident : par exemple une choriorétinite de l'œil sain, une rétinite hémorragique de l'œil sain, permettront de dire que les mêmes lésions constatées dans l'œil blessé ne sont pas dues au traumatisme.

Au point de vue de la fixation du dommage, l'état de l'œil non blessé est important à connaître, en dehors même des cas où il faut envisager la vision binoculaire. Il y a donc lieu de savoir si avant l'accident l'œil sain était égal, meilleur ou pire que l'œil blessé. Si l'œil non blessé est bon et peut permettre au blessé de continuer son travail, l'incapacité due à la blessure de l'autre œil sera insignifiante et l'état de l'œil sain ne pourra faire augmenter l'incapacité.

Si l'acuité des deux yeux était égale, mais faible avant l'accident, non supérieure à 0,5, il y a lieu alors de tenir compte de cette vision de l'œil sain et l'incapacité pourra être plus grande que si cet œil non blessé était très bon.

Si l'œil non blessé était déjà très mauvais et si le blessé se servait presque uniquement de l'œil blessé pour son travail, l'incapacité due à l'accident sera majorée de ce fait. Dans tous les cas l'état de l'œil sain ne sera à considérer que si, après l'accident, l'œil blessé ne permet plus à l'ouvrier de se servir de cet œil pour son travail.

Si enfin, l'œil non blessé est aveugle, on peut estimer l'incapacité due à l'accident à quatre fois cette incapacité si l'ouvrier n'était pas borgne. Si donc un patron emploie un ouvrier dont la capacité professionnelle est diminuée par suite de la perte d'un œil, par exemple, c'est à ses risques et périls. Si chez un ouvrier dont l'œil sain est bon, l'incapacité pour une acuité de 0,3 est de 15 %

par exemple ; la même incapacité pour un borgne auquel il ne reste que 0,3 d'acuité de l'œil blessé sera quatre fois plus grande, ou $15 \times 4 = 60$ %.

Lorsqu'un borgne arrive à perdre le seul œil qui lui reste, l'incapacité est alors absolue et l'ouvrier a droit aux deux tiers de son salaire. Ainsi en ont jugé la cour d'appel de Lyon (*27 mars 1901*), et la Cour de cassation (*23 juillet 1902* et *19 décembre 1902*).

En résumé, nous dirons que l'état de l'œil non blessé fait augmenter le dommage seulement dans un cas : si après l'accident l'œil blessé ne permet plus à l'ouvrier de se servir de cet œil pour accomplir un travail aussi rémunérateur. Exception faite si l'ouvrier était antérieurement borgne.

Crainte d'ophtalmie sympathique. — L'ophtalmie sympathique se montre en général de la 4e à la 12e semaine après l'accident. Lorsqu'un expert se trouvera en présence d'un blessé menacé ou atteint d'ophtalmie sympathique, il doit dans son rapport faire connaître la nécessité de l'énucléation de l'œil sympathisant avec les raisons qui doivent faire admettre cette opération. Mais si l'ophtalmie sympathique a déjà produit des lésions, elle doit être considérée comme provenant de l'accident.

Si l'ouvrier se refuse à l'opération et que l'ophtalmie sympathique se déclare, l'expert ne peut attribuer à l'accident les lésions provenant de l'affection sympathique. Il a aussi été jugé qu'un accident de travail qui nécessite l'énucléation de l'œil droit ne peut être considéré comme entraînant une incapacité permanente totale de travail, alors même que la victime de l'accident prétend éprouver en même temps une diminution importante de l'acuité visuelle de l'œil gauche, s'il est démontré que ces phénomènes ne dérivent pas directement de l'accident *(Cour d'appel de Lyon, 5 novembre 1900)*.

5. **Vision binoculaire**. — Certains métiers exigent la vision binoculaire, d'autres ne peuvent être pratiqués avec une vision binoculaire défectueuse. Dans les métiers où la vision binoculaire est exigée, tout accident qui diminue très sensiblement ou supprime la vision d'un œil cause pour ces professions une incapacité totale. Mais cette incapacité totale n'est que relative par rapport au métier et les blessés n'auront droit qu'à une incapacité partielle.

La vision binoculaire peut encore être troublée dans d'autres cas : soit par anisométropie marquée, soit par diplopie. Dans les deux cas, il y a fausse projection et si l'acuité de l'œil qui a la fausse image est suffisante pour gêner le malade, il y a pour lui incapacité totale dans sa profession. La diplopie en particulier cause une incapacité totale dans bien des métiers : tous ceux exigeant des écritures, tous ceux exigeant des ouvriers le fait de monter sur des toits ou des échafaudages, tous ceux exigeant des ouvriers une vision simple, soit pour conduire une voiture, soit pour faire un travail appliqué, etc. En somme dans la grande majorité des cas, la diplopie cause une incapacité totale relative.

Quant à l'aphakie unilatérale, elle peut causer dans presque tous ces métiers une gêne qui augmente l'incapacité due à la seule baisse de l'acuité visuelle. Il est donc très important quand on se trouve en face d'un malade atteint de cataracte traumatique ou autre, de savoir quelle est sa profession. Si une anisométropie doit gêner le malade dans sa profession, il faut bien se garder de l'opérer, l'incapacité avec un œil opéré étant plus grande qu'avec cet œil aveugle. Dans les métiers où l'extraction de la cataracte ne peut gêner l'ouvrier, il y a alors indication de la pratiquer, non pas pour augmenter l'acuité visuelle, mais pour augmenter le champ visuel binoculaire. Dans les cas d'aphakie unilatérale, l'œil opéré peut être considéré comme à peu près nul, car il ne sert pas à la vision pour l'accomplissement de la profession, et le dommage pourra être considéré comme égal à 25 %.

Dans les cas d'aphakie bilatérale, au contraire, le dommage est beaucoup moindre, puisque la vision binoculaire existe ; et l'incapacité ne sera basée que sur l'acuité de chaque œil, l'éblouissement dû à l'iridectomie, la plaie opératoire, et l'obligation du port des verres.

10.

6. Champ visuel. — Il peut y avoir des altérations du champ visuel monoculaire, ou du champ visuel binoculaire. Dans le cas où la vision binoculaire existe, les altérations du champ visuel monoculaire n'ont en général pas d'importance, exception faite pour un fort rétrécissement temporal, mais la gêne est dans ce cas encore assez minime.

Les altérations du champ visuel binoculaire sont au contraire importantes à connaître. Les auteurs allemands ont interprété diversement l'incapacité due à ces altérations. Nous croyons qu'il faut diviser ces altérations en deux grandes classes suivant les cas : 1º où le malade peut se conduire ; 2º où le malade ne peut se conduire que difficilement ou pas du tout. Il est évident que dans certaines professions, une double hémianopsie avec conservation de la vision centrale, sera compatible avec la profession. Ainsi un bijoutier qui travaille à l'aide d'une loupe pourra encore remplir son métier avec une double hémianopsie ou un rétrécissement très marqué du champ visuel des deux yeux. Nous n'entreprendrons donc pas de parler de tel ou tel rétrécissement, temporal ou nasal, de telle ou telle hémianopsie. Ce qui importe, c'est de savoir si l'altération du champ visuel binoculaire permet encore, ou ne permet plus à l'ouvrier de continuer le même travail. Il est évident qu'une hémianopsie homonyme, surtout si elle est droite, ne permettra pas à l'ouvrier de faire son travail et le gênera beaucoup pour se conduire. Dans ce cas surtout, ce rétrécissement du champ visuel binoculaire doit entrer en ligne de compte pour l'incapacité.

7. Réfraction et port des verres. — L'état de la réfraction de l'œil blessé avant et après l'accident offre une importance, surtout si le traumatisme oblige ultérieurement l'ouvrier à se servir de verres. Certaines professions sont difficilement compatibles avec le port de verres. Pour les ouvriers ne portant pas habituellement leur correction, il faut toujours prendre chez eux l'acuité avec et sans verre, l'acuité sans verre étant pour eux leur acuité visuelle professionnelle. Un myope qui a 0.5 de chaque œil sans correction, et qui après un traumatisme sur l'œil droit n'a que 0.2 sans verre de cet œil, doit être considéré comme n'ayant que 0.2 quoique les verres puissent lui donner une acuité de 0,6 par exemple, si sa profession ne permet point l'usage de lunettes. Nous dirons donc que l'incapacité sera augmentée légèrement si l'accident oblige l'ouvrier à porter et à faire l'achat des verres qu'il ne portait pas avant l'accident.

Lorsque l'accident détermine une différence notable de réfraction entre les deux yeux, par astigmatisme par exemple, et que l'œil sain soit sensiblement normal, son incapacité devra être évaluée d'après l'acuité sans verre. Ainsi dans le cas d'un ouvrier qui à la suite d'un traumatisme par plaie de la cornée présente un astigmatisme marqué tel que son acuité est de 0,7 avec correction, et de 0,2 sans correction, l'autre œil étant normal, on doit évaluer l'incapacité comme si l'œil blessé n'avait que 0,2 d'acuité.

Une opération de cataracte nécessitant le port de verres donnera lieu aux mêmes observations avec cette considération spéciale : c'est que le malade aura besoin de deux paires de lunettes, soit pour la vision rapprochée, soit pour la vision éloignée.

Si l'œil blessé servait habituellement pour le travail et s'il devient inutilisable après l'accident, la réfraction de l'œil sain est importante à connaître. Il peut arriver que cet œil soit amblyope par non usage et que la correction donne une acuité faible. Il faudra dans le rapport d'expert, faire ressortir ce fait que l'acuité visuelle de cet œil peut s'élever au bout d'un certain temps et par le port de la correction.

8. **Accommodation.** — Encore une question importante, car certaines professions demandent aux ouvriers une bonne vision rapprochée. Lorsque la profession n'exige pas une vision rapprochée, la paralysie de l'accommodation si l'acuité est assez bonne de loin, cause un dommage que l'on peut évaluer à 10 à 15 % pour un œil, et à 20 % pour les deux yeux. Mais si le métier exige une

bonne accommodation, la paralysie du muscle ci-
liaire cause un dommage plus grand qui peut être
évalué à 25 % pour les deux yeux, correspondant
souvent à une incapacité totale relative.

Il s'ajoute à cela de la mydriase qui produit de
l'éblouissement. La mydriase seule ne cause pas
en général grande incapacité. Pour un serrurier,
âgé de 58 ans, ayant bonne acuité et bonne accommodation, une mydriase traumatique persistante est
estimée à 5 %.

9. Musculature externe. — Nous ne répéterons
pas ce que nous avons dit de la diplopie à propos
de la vision binoculaire. Si un œil est aveugle,
et que l'autre ait un ou plusieurs muscles paralysés, l'incapacité sera évidemment supérieure à
33 %, car les qualités professionnelles de l'œil
restant ne peuvent être considérées comme équi-
valentes à 66 %. Si l'œil du côté paralysé est
aveugle, il n'y a pas d'incapacité du fait de cette
paralysie extrinsèque.

10. Défiguration. — La loi française n'accorde
aucune indemnité pour le fait de la défiguration.
Il est bien entendu que toutes les fois qu'il y aura
un trouble fonctionnel dû à une cicatrice, il y
aura incapacité : ainsi un ectropion, un entropion,
un larmoiement, etc. Nous croyons aussi que l'incapacité doit être plus considérable pour un œil
énucléé que pour un œil aveugle, non pas surtout

à cause de la défiguration, mais parce qu'en cas d'énucléation, l'ouvrier sera astreint toute sa vie à faire la dépense d'un œil de verre qu'il devra souvent remplacer, dépense que n'aura pas à faire le simple borgne gardant son globe.

11. Age du blessé. — En quels cas l'âge du blessé peut-il faire varier l'incapacité ? Lorsqu'un individu est jeune, il peut apprendre au besoin un autre métier, si l'incapacité due à l'accident est absolue pour son métier, mais n'est que partielle relativement. Un individu jeune peut par suite d'une lésion oculaire être moins apte à son travail après l'accident ; mais avec le temps, il acquerra l'habitude et pourra de la sorte gagner le même salaire qu'avant le traumatisme au bout d'un certain temps.

Un blessé âgé au contraire, n'a pas le temps, ni les forces d'apprendre un autre métier. La perte de la vue est pour lui beaucoup plus sensible que pour un jeune, et pour le même accident, il devra toucher une indemnité supérieure.

QUANTUM DE L'INCAPACITÉ

1° **Incapacité absolue.** — L'incapacité absolue peut être propre ou relative. L'incapacité absolue propre est la cécité, ou une diminution d'acuité telle que l'ouvrier ne puisse exercer un travail rémunérateur, soit à cause de sa mauvaise vue, soit à cause de son âge, soit pour d'autres causes. L'expert dans ces cas dira donc que l'ouvrier présente une incapacité absolue l'empêchant de gagner sa vie. L'ouvrier aura droit alors aux deux tiers de son salaire.

L'incapacité peut être absolue pour certaines professions, mais pas pour d'autres. Une diplopie créera une incapacité absolue pour le métier de couvreur. L'expert fera donc ressortir ce point dans son rapport et ajoutera qu'étant donnés l'âge du sujet et l'état de sa vision, il n'y a lieu qu'à incapacité partielle qui peut être évaluée à 33 %, par exemple.

2⁰ Incapacité permanente partielle. — Cette incapacité sera évaluée en chiffres, mis en toutes lettres dans le rapport. On a l'habitude de faire toujours un pourcentage et on dira que l'incapacité peut être évaluée à tant pour cent. La fixation de ce chiffre est très difficile souvent, et le juge est bien heureux de reporter sur l'expert la responsabilité de cette estimation, bien que le juge ne soit nullement astreint à se conformer aux conclusions de l'expert.

Nous examinerons d'abord l'incapacité due à une diminution de l'acuité visuelle, puis l'incapacité due à d'autres troubles de l'œil ou des annexes. Il a été publié, surtout chez les allemands, plusieurs tables permettant d'évaluer le dommage.

Nous citerons celles de Von Zehender (1889), de Schrœter, de Magnus, de Grenouw (1896).

Après une étude approfondie des incapacités accordées dans un grand nombre d'expertises dont nous avons noté les chiffres, nous avons rédigé deux tableaux que nous présentons ci-après. Nous avons cherché une formule claire permettant d'arriver facilement à l'évaluation cherchée. Malgré tout, nous n'avons pu donner que des chiffres moyens, puisque nous avons mis un maximum et un minimum, et nous n'avons pu envisager des cas très spéciaux, comme pour les ouvriers âgés par exemple, comme pour les bijoutiers qui peuvent travailler avec une double hémianopsie, etc. L'expert dans son rapport ne doit mettre qu'un seul chiffre correspondant à l'incapacité.

a) Incapacité due à la diminution d'acuité visuelle. — Plusieurs experts ont l'habitude de dire que la diminution de l'acuité due à l'accident est de 1/10, de 1/3, de 0,2, etc. Cette façon de faire n'est pas claire, car elle ne permet point de connaître l'acuité restante. Si donc l'expert dit que l'acuité a diminué par le fait de l'accident, il doit dire quelle est cette acuité, car c'est là le point important. Nous dirons donc qu'à la suite d'une taie par traumatisme de l'œil droit, l'acuité de cet œil n'est que de 0,5 par exemple. Nous rappellerons aussi que dans certains cas, il faut indiquer quelle est l'acuité avec et sans la correction optique.

Nous avons établi notre *premier tableau* selon l'échelle décimale, cette échelle offrant plus de marge, que la notation en fractions.

Ce tableau est fait d'après l'état de l'acuité visuelle prise avec ou sans correction suivant les cas. La COLONNE I comprend l'évaluation du dommage d'après l'état de l'œil blessé seul, l'autre œil étant supposé avoir l'acuité suffisante pour exercer le même métier. Nous avons divisé cette colonne en deux parties : pour les métiers à acuité visuelle supérieure, et pour les métiers à acuité visuelle inférieure. Dans le premier cas, le dommage dû à une diminution de la vision est beaucoup plus considérable, et une acuité de 0,4 empêche quelquefois l'exercice de ces professions. Pour les métiers n'exigeant qu'une faible acuité visuelle, le dommage est en général moitié moindre que dans le premier cas. Cette incapacité qui progresse lentement de 0,8 à 0,4, est beaucoup plus considérable à partir de ce chiffre ; en effet une acuité de 0,5 d'un œil est très suffisante dans la plupart des professions.

Ce tableau est fait en supposant qu'avant l'accident l'acuité de l'œil blessé était normale. Dans le cas contraire, ces chiffres ne seraient plus exacts, et il faudrait retrancher de l'indemnité trouvée au tableau I pour l'acuité visuelle après l'accident, le chiffre correspondant à l'acuité visuelle constatée ou probable avant l'accident. Ainsi pour un journalier blessé qui avant l'accident aurait 0,6, (dont le dommage est de 7 à 8 %) et après l'accident 0,2, (dont le dommage est de 15 à 20 %), on calculerait l'indemnité ainsi : 15 à 20 — 7 à 8 = 8 à 12 %.

La Colonne II permet d'évaluer le dommage ou bien lorsque l'œil blessé n'a plus l'acuité professionnelle et que l'œil non blessé n'a pas l'acuité normale, ou bien lorsque le traumatisme a atteint les deux yeux. Dans ce cas, l'incapacité due à chacun des yeux s'ajoute avec la réserve faite comme plus haut de l'acuité de chaque œil avant l'accident. Tant que l'œil sain a une acuité de 0,5, la capacité professionnelle est relativement suffisante ; au-dessous de 0,4, la capacité professionnelle diminue dans de grandes proportions.

La Colonne III est simple, et l'approximation qu'elle donne est en général exacte.

Prenons plusieurs exemples. Nous aurons dans les cas suivants, l'œil blessé étant considéré de vision normale avant l'accident.

1° Manœuvre, 30 ans. OEil blessé=0,5 OEil sain= 1 Incapacité= 8 %
2° Mécanicien, 30 ans. OEil blessé=0,4 OEil sain= 1 Incapacité=18 %
3° Terrassier, 30 ans. OEil blessé=0,1 OEil sain=0,3 Incapacité=45 %
4° Électricien, 30 ans. OEil blessé=0,1 OEil sain=0,7 Incapacité=35 %
5° Journalier, 30 ans. OEil blessé=0,4 OEil bles.=0,4 Incapacité=25 %
6° Peintre, 30 ans. OEil blessé=0,4 OEil bles.=0,3 Incapacité=50 %
7° Manœuvre, 30 ans. OEil blessé=0,2 OEil sain=0,5 Incapacité=15 %
8° Manœuvre, 30 ans. OEil blessé=0   OEil sain=0,6 Incapacité=33 %
9° Journalier, 30 ans. OEil blessé=0,2 OEil sain=0   Incapacité=60 %
10° Serrurier, 60 ans. OEil blessé=0,4 OEil sain=0   Incapacité=85 %

b) Incapacité dans les autres cas. — Une quantité d'autres causes peuvent donner lieu à une incapacité qui quelquefois vient s'ajouter à celle de la diminution de l'acuité visuelle. Nous les avons groupées par ordre alphabétique dans ce *second tableau.*

Dans les cas de cataracte de l'œil sain, (la vision binoculaire ne pouvant exister), de champ visuel très rétréci de l'œil sain, de ptosis ou de tarsorraphie de cet œil, l'indemnité est comptée comme dans le tableau n° 1, l'œil sain étant considéré comme aveugle. Dans les cas de diplopie binoculaire, de paralysie musculaire extrinsèque, la perte du plus mauvais œil est établie à 25 %, cette perte devant s'ajouter à l'incapacité prévue pour l'acuité de l'œil le meilleur qui seul servira pour le travail. Enfin l'indemnité accordée pour hémianopsie de 60 à 70 % peut être bien plus élevée si l'acuité est tant soit peu défectueuse. Lorsqu'un malade a été opéré de cataracte des deux yeux, la vision binoculaire existe, et la perte n'est que de 20 à 25 %, indépendamment de l'acuité mauvaise qui peut exister.

Tableau I. — Incapacité calculée d'après la diminution d'acuité visuelle.

Incapacité due dans le cas où			
I		**II**	**III**
Avec ou sans correction L'œil non blessé a l'acuité visuelle professionnelle. L'œil malade avait avant l'accident V. 1 et après l'accident V.		1° L'acuité de l'œil blessé ne permet plus le même travail. 2° les deux yeux sont blessés. Considérer l'incapacité due à la diminution d'acuité de chaque œil, comme à la colonne I	L'œil non blessé est aveugle L'œil blessé a une diminution de la vision.
pour les métiers à acuité visuelle supérieure.	pour les métiers à acuité visuelle inférieure.		
0,8 = 1 à 10°/₀	0,8 = 1 à 5°/₀	Additionner l'incapacité correspondant à l'acuité de chaque œil. — Au-dessous de 0,4 d'acuité de l'œil sain seul, additionner comme précédemment et ajouter si l'œil sain a :	Multiplier par 4 le coefficient de l'incapacité accordée par la perte subie pour l'acuité visuelle de l'œil blessé comme à la colonne I. Exemple pour les métiers à acuité inférieure si l'œil malade a :
0,7 = 10 à 15°/₀	0,7 = 5 à 7°/₀		
0,6 = 10 à 15°/₀	0,6 = 7 à 8°/₀		
0,5 = 15 à 20°/₀	0,5 = 8 à 10°/₀		
0,4 = 20 °/₀	0,4 = 10 à 12°/₀	V 0,4 — 5 à 10°/₀	V 0,4 — 40 à 48°/₀
0,3 = 20 à 25°/₀	0,3 = 12 à 15°/₀	0,3 — 10 à 15°/₀	0,3 — 48 à 60°/₀
0,2 = 20 à 25°/₀	0,2 = 15 à 20°/₀	0,2 — 15 à 20°/₀	0,2 — 60 à 80°/₀
0,1 = 25 à 33°/₀	0,1 = 20 à 25°/₀	0,1 — 20 à 25°/₀	0,1 — 80 à 100°/₀
au-dessous = 33°/₀	au-dessous = 25 à 33°/₀	au-dessous — 20 à 25°/₀	au-dessous — 100°/₀

Tableau II. — Incapacité accordée dans des lésions différentes.

| NATURE DES AFFECTIONS | Indemnité à ajouter à celle produite par la perte d'acuité visuelle des deux yeux (Tableau I) | | | | Incapacité brute indépendante de l'acuité visuelle |
| | Lésion ne portant que sur l'œil blessé | Lésion portant sur les deux yeux blessés | Affection portant sur les deux yeux l'œil non blessé étant sain | | |
			pour chaque œil	pour les deux yeux ensemble	
Accommodation (paralysie) si l'acuité est supérieure à 0,4.					
a) Pour les métiers exigeant le travail de près	15 à 25 %	25 %	—	—	—
b) Pour les métiers n'exigeant pas le travail de près	10 à 15 %	20 %	—	—	—
Anesthésie traumatique des paupières	o	o	—	—	—
Aphakie opératoire de l'œil blessé.					
a) Pour les métiers à acuité visuelle supérieure	—	—	—	—	25 %
b) Pour les métiers à acuité visuelle inférieure	—	—	—	—	12 à 15 %
Aphakie opératoire des deux yeux	—	—	—	20 à 25 %	—
Astigmatisme prononcé exigeant le port des verres	—	—	—	1 à 5 %	—
Blepharoplastie : a) si l'acuité est encore mesurable	15 à 20 %	15 à 20 %	—	—	—
b) Dans le cas contraire . . .	—	—	—	—	considéré comme V=0.
Cataracte de l'œil sain ou de l'œil malade non extraite	—	—	—	—	considéré comme V=0.

11.

Tableau II. — Incapacité accordée dans les lésions différentes (*suite*).

NATURE DES AFFECTIONS	Indemnité a ajouter a celle produite par la perte d'acuité visuelle des deux yeux (Tableau I)				Incapacité brute indépendante de l'acuité visuelle
	Lésion ne portant que sur l'œil blessé	Lésion portant sur les deux yeux blessés	Affection portant sur les deux yeux, l'œil non blessé étant sain		
			pour chaque œil	pour les deux yeux ensemble	
Cicatrice marquée de la peau . .	o	o	—	—	—
Champ visuel (altérations).					
a) Permettant au blessé de se conduire	1 à 5 %	5 à 10 %	5 %	—	considéré comme V=0.
b) Ne permettant pas au blessé de se conduire	—	—	—	—	20 à 33 %
Cornée de l'œil malade (fistule).	—	—	—	—	—
Corps étranger du globe non extrait	1 à 10 %	—	—	—	—
Cristallin (luxation)	—	—	—	—	répond à l'acuité visuelle à ajouter à l'acuité du meilleur œil
Diplopie binoculaire	—	—	—	25 à 33 %	
Ectropion.	1 à 5 %	5 à 10 %	—	—	—
Entropion.	10 %	15 à 20 %	—	—	—
Enucléation ou Eviscération. . .	5 %	5 %	—	—	—
Hémianopsie bitemporale . . .	—	—	—	—	60 à 70 %
Hypermétropie forte exigeant le port des verres.	—	—	—	1 à 5 %	—
Iridectomie opératoire pour les acuités supérieures à 0,4 . . .	5 à 10 %	10 %	—	—	—

Tableau II. — Incapacité accordée dans les lésions différentes (*suite et fin*).

| NATURE DES AFFECTIONS | Indemnité à ajouter à celle produite par la perte d'acuité visuelle des deux yeux (Tableau I) | | | | Incapacité brute indépendante de l'acuité visuelle |
| | Lésion ne portant que sur l'œil blessé | Lésion portant sur les deux yeux blessés | Affections portant sur les deux yeux l'œil non blessé étant sain | | |
			pour chaque œil	pour les deux yeux ensemble	
Iridodyalyse de l'œil blessé . . .	5 à 10 °/₀	10 à 15 °/₀	—	—	—
Iris (enclavement) pour les acuités supérieures à 0,4.	1 à 5 °/₀	1 à 5 °/₀	—	—	—
Lagophtalmie de l'œil blessé . .	15 °/₀	—	15 °/₀	—	—
Larmoiement simple de l'œil blessé	1 à 5 °/₀	1 à 5 °/₀	—	—	—
Migraine ophtalmique.	—	—	—	1 à 5 °/₀	—
Miosis.	1 à 5 °/₀	1 à 5 °/₀	—	—	—
Muscles (paralysie).	—	—	—	25 à 33 °/₀	à ajouter à l'acuité du meilleur œil
Mydriase sans paralysie de l'accommodation.					
a) Pour métiers à travail en plein air	15 °/₀	15 à 20 °/₀	—	—	—
b) Pour autres métiers. . . .	5 à 10 °/₀	10 °/₀	—	—	—
Myopie exigeant le port des verres	—	—	—	5 °/₀	—
Ptosis paralytique	—	—	—	—	considéré comme V=0.
Symblepharon partiel	15 à 25 °/₀	—	—	—	—
Tarsorraphie de l'œil blessé . .	—	—	—	—	considéré comme V=0.
Xérosis conjonctival	1 à 5 °/₀	1 à 5 °/₀	—	—	—

Il ne faut pas oublier que s'il y a atténuation ou aggravation de l'incapacité, il peut y avoir revision du chiffre de l'indemnité dans les trois ans qui suivent la date de fixation de l'indemnité. Par exemple lorsqu'un ouvrier touche une forte rente et qu'il gagne le même salaire qu'avant l'accident, les compagnies d'assurance feront reviser l'indemnité.

Lorsqu'un ouvrier a été blessé à un œil, et qu'il lui reste de ce fait une incapacité permanente partielle pour laquelle il touche une indemnité, et qu'ultérieurement il est blessé de nouveau au même œil par un traumatisme occasionnant une nouvelle incapacité permanente, l'indemnité due pour le second accident s'ajoute à celle payée pour le premier. Ainsi l'a établi la jurisprudence ; mais les indemnités ne s'ajoutent en général que jusqu'à concurrence de 33 % pour un œil.

V. — Honoraires des experts

1º Taxation des expertises — Les honoraires des experts sont les mêmes, quelle que soit la juridiction qui a ordonné l'expertise. La note d'honoraires est établie par **Vacations**. La vacation représente le travail accompli par les experts dans une durée de trois heures. Ainsi la prestation de serment, l'examen des pièces, l'examen du blessé, la rédaction du rapport, le dépôt du rapport, représentent chacun une vacation. Le même acte peut donner lieu à plusieurs vacations : ainsi l'examen des pièces, l'examen du blessé, la rédaction du rapport.

La note d'honoraires peut être mise au bas de la minute du rapport, après les signatures ; elle sera taxée par la juridiction qui a commis les experts. On ajoutera par exemple la formule suivante :

« L'expert soussigné déclare avoir consacré à la prestation de serment, à l'étude du dossier, aux examens du blessé, à la rédaction et au dépôt du rapport, x... vacations dont il prie M. le Président du tribunal (ou M. le Juge de paix), de vouloir bien lui donner taxe ».

Ou bien, on peut, après conclusion de l'affaire, présenter sa note au greffe de la justice de paix ou du tribunal, faite en double exemplaire et sur papier libre.

Dans l'un ou l'autre cas,. le greffier fait signer un Réquisitoire par le procureur de la République, et un Exécutoire par le président du tribunal qui a ordonné l'expertise.

Le juge peut réduire la note d'honoraires. Dans ce cas, si le médecin se trouve lésé, il peut faire opposition dans la huitaine de la délivrance de l'exécutoire. Vu les frais que coûte cette opposition, il est presque toujours avantageux d'accepter la taxe, même réduite.

On ne peut toucher qu'après conclusion de l'affaire. A l'aide de l'exécutoire, on se fait payer au bureau de l'Enregistrement désigné par l'exécutoire, s'il s'agit du tarif de l'assistance judiciaire.

Pour être payé, le médecin doit se faire taxer dans le délai d'un an après le dépôt du rapport ; il ne peut toucher au delà de 6 mois après la taxation.

Le médecin est absolument libre de fixer le taux de ses honoraires. — Il peut demander le prix qui lui convient, quitte à voir ce prix réduit par le juge. Il est cependant utile de savoir sur quelles bases sont taxés les honoraires de l'expert ; aussi étudierons-nous les tarifs légaux adoptés, et le tarif habituellement employé.

2° Tarifs légaux adoptés. — Ils sont de deux sortes : celui du décret du 18 juin 1811, modifié par le décret du 21 novembre 1893, qui est applicable dans tous les cas ; et celui du 16 février 1807, qui n'est applicable que dans certains cas.

a) Décrets de 1811 et de 1893. — L'ouvrier victime d'un accident de travail a droit à l'assistance judiciaire, d'où il résulte d'après la loi du 22 janvier 1851, que : « Les frais de transport des juges, des officiers ministériels et des experts, les honoraires de ces derniers... sont avancés par le Trésor, conformément à l'article 118 du décret du 18 juin 1811 » (1).

Ce tarif est donc applicable dans tous les cas d'accident de travail.

(1) Titre 1, chap. 2, art. 14, § 8.

Voyons quels sont les honoraires des experts en cas d'assistance judiciaire. D'après le décret du 18 juin 1811 :

ART. 22. — Chaque expert recevra, pour chaque vacation de trois heures, et pour chaque rapport, lorsqu'il sera fait par écrit, savoir :

A Paris.	5 fr.
Dans les villes de 40.000 hab. et au-dessus. ..	4 fr.
Dans les autres villes et communes...	3 fr.

Les vacations de nuit sont payées moitié en sus.

Il ne pourra être alloué pour chaque journée que deux vacations de jour et une de nuit.

D'après le décret du 21 novembre 1893 :

ART. 4. — Chaque médecin requis par des officiers de justice ou de police judiciaire ou commis par ordonnance, dans les cas prévus par le Code d'instruction criminelle, reçoit à titre d'honoraires :

1° Pour une visite avec premier pansement..	8 fr.
2° Pour toute opération autre que l'autopsie..	10 fr.
3° Pour autopsie avant inhumation	25 fr
4° Pour autopsie après exhumation... ...	35 fr.
Tout rapport écrit donne droit, au minimum à une vacation de...	5 fr.

ART. 7. — En cas de transport à plus de 2 kilomètres de leur résidence, les médecins reçoivent par kilomètre parcouru, en allant et en revenant :

1° 20 centimes si le transport a été effectué en chemin de fer.
2° 40 centimes si le transport a eu lieu autrement.

ART. 8. — Dans le cas où les médecins sont retenus dans le cours de leur voyage par force majeure, ils reçoivent une indemnité de 10 francs par chaque journée de séjour forcé en route, à la condition de produire à l'appui de leur demande d'indemnité un certificat du juge de paix ou du maire de la localité constatant la cause du séjour forcé.

Cet article 4 ne concerne pas les oculistes, sauf quand ils examinent un blessé sur réquisition du juge de paix ; ils ont droit alors à 8 francs. (Art. 4, 1º).

On peut donc, d'après ce qui précède, établir le tableau suivant :

| EXPERTS | QUANTUM | | | | |
| | de la vacation | | De la | du kilomètre au-dessus de 2 kil. | |
	de jour	de nuit	journée	en chemin de fer	autrement
De Paris	5	7,50	17,50	0,20	0,40
De villes de 40.000 habitants et au-dessus	4	6	14	0,20	0,40
Des autres villes et communes . . .	3	4,50	10,50	0,20	0,40

On ne peut bien entendu compter que deux vacations de jour et une de nuit pour chaque journée. Un expert de Paris pourra donc être taxé pour une expertise :

```
Date. — Prestation de serment (une vacation)....   5 fr.
        Examen du dossier (six vacations)........  30 fr.
        Examen du blessé (deux vacations)........  10 fr.
        Rédaction du rapport (dix vacations) ...  50 fr.
        Dépôt du rapport (une vacation).........   5 fr.
                                                  ________
                          Total..............  100 fr.
```

On s'efforce toujours de ramener la note aux environs de 100 francs.

Avec l'exécutoire de ce rapport taxé, l'expert touche au bureau de l'Enregistrement désigné par l'exécutoire.

b) *Décret de 1807*. — Le tarif du décret du 16 février 1807 est applicable seulement dans le cas suivant : si la partie non assistée (c'est-à-dire le patron) est condamnée aux dépens, et si l'expert, voulant opérer le recouvrement de cette façon, n'a pas usé du droit d'être payé par le Trésor, soit en cours d'instance, soit après jugement. Une lettre du garde des sceaux, adressée à M. le Procureur général d'Angers, en date du 16 mai 1890, dit : « Le décret de 1811 doit être appliqué si l'assisté est condamné aux dépens de l'instance ; si, au contraire, l'adversaire de l'assisté n'a pas le bénéfice de l'assistance judiciaire et est condamné aux dépens, les parties prenantes ont droit à l'application du tarif civil (décret du 16 février 1807), en sorte que si leur paiement a été avancé par le Trésor avant l'issue définitive de l'instance, conformément au tarif criminel, elles peuvent exercer un recours contre le condamné à l'effet de recevoir la différence entre les deux tarifs ».

Il y a donc avantage à attendre la conclusion de l'affaire pour se faire taxer. En effet, si le patron est condamné, l'expert a droit au tarif du décret de 1807 qui est bien plus avantageux.

Le décret du 16 février 1807 concerne les expertises prévues au code de procédure civile, et donne droit aux honoraires ci-après, taxés en vacations, que nous énumérons dans le tableau suivant :

	Paris Lyon Bordeaux Rouen Marseille Toulouse Lille Nantes	Autres Cours
PRESTATION DE SERMENT		
1° Vacation pour prêter serment . . .	8 fr.	6 fr.
2° Frais de transport et de nourriture, si les experts sont domiciliés à plus de 2 myriamètres du lieu où siège le tribunal. Par myriamètre	6 fr. 40	4 fr. 80
OPÉRATIONS		
1° Vacation aux opérations dont ils sont chargés, quand ils opèrent au lieu de leur domicile, ou dans un rayon de 2 myriamètres de leur domicile. Par vacation de 3 heures	8 fr.	6 fr.
2° Frais de transport et de nourriture quand ils se transportent à plus de 2 myriamètres de leur domicile. Par chaque myriamètre parcouru en additionnant l'aller et le retour . .	6 fr.	4 fr. 50
3° Journée de campagne ou honoraires des experts pendant leur séjour, à charge par eux de faire 4 vacations par jour	32 fr.	24 fr.
DÉPOT DU RAPPORT		
1° Vacation pour déposer le rapport. .	8 fr.	6 fr.
2° Frais de voyage si les experts sont domiciliés à plus de 2 myriamètres du lieu où siège le tribunal. Par chaque myriamètre, aller et retour .	6 fr. 40	4 fr. 80

On pourra donc établir pour un expert de Paris, par exemple, la note suivante :

Date. — Prestation de serment (une vacation).	.	8 fr.
Examen du dossier (trois vacations).	.	24 fr.
Examen du blessé (deux vacations)	. .	16 fr.
Rédaction du rapport (cinq vacations) .		40 fr.
Dépôt du rapport (une vacation).	. .	8 fr.
	Total . .	96 fr.

La taxation sera faite après la conclusion du rapport, et la note d'honoraires sera portée au greffe de l'autorité judiciaire qui a commis les experts.

Ces honoraires ne sont point touchés chez le receveur de l'Enregistrement. mais ils sont acquittés par le patron condamné ou la compagnie d'assurance.

Cette créance est privilégiée à titre de frais de justice, d'après l'article 2101 du Code civil. et en cas de non paiement, il peut être procédé à la saisie des biens du débiteur.

3. Tarifs usuels — Nous avons cru utile de présenter aux médecins les paragraphes qui précèdent, pour les instruire de leurs droits. Dans la pratique, l'expert demande souvent un prix global. Nous répéterons que le médecin est absolument libre de fixer le taux de ses honoraires.

En général, après conclusion de l'affaire, l'expert peut présenter au greffe de l'autorité judiciaire qui l'a commis le relevé de sa note d'honoraires. Le greffier fait délivrer le réquisitoire et l'exécutoire.

Le médecin peut encore se faire payer directement par le chef d'entreprise ou la compagnie d'assurances, sans présenter sa note au greffe ; c'est ce qui se fait généralement.

Les prix généralement adoptés pour les oculistes, sont les suivants :

Pour une expertise ordinaire : 100 francs.

Si l'expertise présente une difficulté spéciale, ou si elle est faite par des médecins de grande notoriété : 200 à 300 francs.

Cette façon de présenter sa note n'est pas absolument légale ; mais elle est légitimée par l'habitude ; et elle est plus logique.

Le juge a toujours le droit de diminuer les honoraires de l'expert, si ceux-ci lui paraissent exagérés.

CHAPITRE IX

DE L'INDEMNITE ACCORDEE AUX ACCIDENTES

Bien que ces notions ne soient pas très utiles, à être connues par le médecin, nous croyons bon cependant d'en dire quelques mots.

Nous ne parlerons pas de l'indemnité due en cas de mort, cette éventualité n'étant pas à envisager pour les oculistes, et ce détail ne présentant pas d'intérêt pour le médecin.

Les accidentés du travail peuvent toucher :

1° Pour incapacité temporaire : une rente journalière correspondant à la moitié du salaire, à partir du quatrième jour de maladie seulement. Si le blessé n'est pas guéri le onzième jour, il touche le demi-salaire depuis le premier jour. Ce demi-salaire est basé sur le salaire de l'ouvrier au moment de l'accident, et doit être payé même les dimanches et jours fériés. Ces indemnités sont réglées par le juge de paix, en cas de contestation, et sont payées par le patron.

2° Pour incapacité absolue et permanente : une rente

égale aux deux tiers du salaire annuel ; ceux dont le salaire annuel dépasse 2.400 francs, ne bénéficient de ces dispositions que jusqu'à concurrence de cette somme. Pour le surplus, ils n'ont droit qu'au quart de la rente.

3° Pour incapacité partielle et permanente : une rente égale à la moitié de la réduction que l'accident aura fait subir au salaire, si le salaire est inférieur à 2.400 francs. Si le salaire est supérieur à 2.400 francs, le blessé aura le droit à la moitié de la réduction jusqu'à concurrence du salaire de 2.400 francs et au quart pour la différence entre 2.400 francs et le chiffre du salaire. Ces rentes sont réglées par le tribunal civil.

Le salaire annuel pour un ouvrier payé au jour le jour est calculé d'après le salaire journalier multiplié par 300 à 310 jours de 10 heures de travail. En effet il faut retrancher des 365 jours de l'année, les dimanches et jours fériés pendant lesquels l'ouvrier ne travaille pas et n'est pas payé.

La rente pourra donc être calculée approximativement, d'après la formule suivante :

$$\frac{\text{Salaire journalier} \times 300 \text{ à } 310 \times \text{taux de l'indemnité.}}{2 \times 100}$$

Exemple : un ouvrier gagnant 8 francs par jour, ou 0 fr. 80 par heure, ayant droit à une indemnité de 10 pour cent, touchera de rente :

$$\frac{8 \times 310 \times 10}{2 \times 100} = 124 \text{ francs de rente environ}$$

Ces chiffres sont approximatifs, car il existe des tableaux pour fixer ces rentes ; mais cette approximation est suffisante pour savoir à peu près le chiffre qui sera fixé.

Rachat de la rente. — La pension peut être remplacée par un capital, si elle n'est pas supérieure à cent francs, et si l'ouvrier est majeur. Les compagnies d'assurances ne donnent pas plus de 2.000 francs de capital pour le rachat de la rente de cent francs, et refusent en général le rachat pour les ouvriers âgés de 60 ans et plus.

Ce rachat est calculé suivant l'âge du sinistré, et approximativement d'après la formule suivante :

Rentes X rien   si l'ouvrier a plus de 60 ans
  —   X 10 à 15 si l'ouvrier a de 51 à 60 ans
  —   X 15 à 18   —   41 à 50 —
  —   X 18 à 20   —   31 à 40 —
  —   X 20 à 21   —   21 à 30 —

Exemple : une rente de 92 francs pour un ouvrier de 30 ans, pourra être rachetée par :

$$92 \times 20 = 1.840 \text{ francs environ.}$$

ANNEXES

I

EXEMPLES DE CERTIFICATS, RAPPORTS, ETC.

I. — CERTIFICAT INITIAL

Je soussigné, A , docteur en médecine, de la faculté de X.., demeurant à N.., certifie avoir examiné aujourd'hui un malade qui m'a dit s'appeler B..., ouvrier serrurier chez C..., entrepreneur de serrurerie, rue.., et avoir reçu hier matin un éclat de pierre dans l'œil gauche. J'ai constaté que le blessé présentait un corps étranger central de la cornée gauche que j'ai enlevé. L'acuité de cet œil est de cinq dixièmes avec correction. La vision de l'autre œil n'est que de six dixièmes, à cause d'une légère taie ancienne. Cette lésion occasionnera une incapacité temporaire de quinze jours environ, et laissera probablement à sa suite une incapacité permanente partielle de travail. En foi de quoi, j'ai délivré le présent certificat, fait sur papier libre en vertu et pour l'exécution de la loi sur les accidents de travail, du 9 avril 1898.

A N..., le

Signature

II. — BULLETIN DE PROLONGATION

L'ouvrier B..., employé chez C..., rue..., atteint le:.. d'un corps étranger central de la cornée gauche, n'est pas encore guéri et son état nécessite une prolongation d'incapacité temporaire de huit jours.

A N..., le

Signature

III. — Certificat de guérison

Je soussigné, docteur en médecine de la Faculté de
X..., certifie que le nommé B..., ouvrier chez C..., qui
avait été atteint le... d'un corps étranger central de
la cornée gauche que j'ai enlevé le lendemain; peut
être considéré comme guéri et peut reprendre son travail. Il lui reste une incapacité permanente partielle de
travail due à l'accident du...

L'acuité de l'œil gauche n'est que de quatre dixièmes.

Le malade a suivi régulièrement les soins prescrits
et est venu quinze fois à ma consultation.

Fait sur papier libre en vertu de la loi du 9 avril
1898.

A N..., le
Signature

IV. — Certificat final descriptif

Je soussigné A..., docteur en médecine de la Faculté
de X..., demeurant à N..., rue..., certifie que le nommé
B..., serrurier, ouvrier chez C..., rue..., a reçu le...
un corps étranger (éclat de pierre) central de l'œil
gauche. Ce corps étranger a été extrait et a déterminé
une blessure de la cornée aujourd'hui consolidée. Mais
vu la situation de cette blessure qui a laissé une taie
qui persistera, l'acuité de cet œil gauche n'est que de
quatre dixièmes, diminuée de moitié environ. L'acuité
de l'œil droit est de six dixièmes à cause d'une taie
centrale. Il en résulte donc une incapacité permanente
partielle de travail.

En foi de quoi, j'ai délivré le présent certificat, fait sur papier libre, en vertu et pour l'exécution de la loi sur les accidents du travail du 9 avril 1898.

A N...., le

Signature

V. — NOTE D'HONORAIRES

Doit au Docteur A...
     domicilié à N..., rue...

Monsieur B..., serrurier
     domicilié à N..., rue...

Ouvrier chez M. C..., entrepreneur de serrurerie.
     domicilié à N..., rue...

Blessé le 1er janvier 1908 par chute sur la tête et atrophie optique consécutive.

Soigné à ma consultation du 1er janvier au 1er février 1908.

1er janvier 1908.	Examen du blessé (Art. 14 A 1) . . .	3 fr.
— —	Examen ophtalmoscopique (Art. 10 C 5).	9 fr.
— —	Certificat initial descriptif (Art. 9) . .	5 fr.
5 janvier —	Examen ophtalmoscopique (Art. 10 C 5).	9 fr.
5 au 10 janv.—	Cinq consultations (Art. 14 A 1). . .	15 fr.
10 janvier —	Examen ophtalmoscopique (Art. 10 C 5).	9 fr.
12 — —	Consultation avec le Dr ... (Art. 7). .	12 fr.
22 au 25 janv.—	10 séances d'électrisation (Art. 10 B 11).	10 fr.
— —	et 10 consultations	30 fr.
25 janvier —	Examen ophtalmoscopique (Art. 10 C 5).	9 fr.
1er février —	Examen ophtalmoscopique (Art. 10 C 5).	9 fr
— —	Certificat final descriptif (Art. 9). . .	5 fr.

TOTAL . . 175 fr.

Le nombre des examens ophtalmoscopiques est légitimé par l'affection dont était atteint le malade (Atrophie optique).

A N..., le ...

(Signature).

VI. — Rapport d'expertise

Accident de travail. — Nous soussignés, **A**..., docteur en médecine de la faculté de X..., **B** .., docteur en médecine de la faculté de X..., et **Z**..., docteur en mé-. decine de la faculté de X..., commis par uu jugement du tribunal civil de la Seine, en date du 1ᵉʳ janvier 1908, à l'effet de :

« Voir et visiter Martin, prendre connaissance des
« documents et certificats produits, dire quelles ont
« été les blessures occasionnées par l'accident, quelles
« en ont été les conséquences, à quelle époque doit être
« fixée la consolidation de la blessure, ou bien à quelle
« date l'accidenté a su ou dû savoir quelle serait la na-
« ture et l'importance de l'incapacité primitive ».
Dispensés du serment par les parties.
Certifions ce qui suit :

Réunis le 1ᵉʳ février dans le cabinet de l'un de nous, en présence des représentants des parties, de M. Martin et du Dʳ C..., médecin de l'assurance « la Maternelle », nous avons d'abord pris connaissance des documents à nous soumis et qui se composent :

1ᵒ Du certificat du Dʳ D..., du 1ᵉʳ janvier 1907, constatant une plaie du sourcil gauche et une paralysie du droit externe gauche avec diplopie.

2ᵒ Du certificat du Dʳ E..., du 15 février 1907, constatant les mêmes lésions.

3ᵉ Du procès-verbal d'enquête.

Interrogeant ensuite M. Martin, celui-ci nous apprend

que le 1er octobre 1906, travaillant de son état de limousinant, il tomba d'un échafaudage d'une hauteur de
deux mètres environ sur la tête. Il perdit connaissance
quelque temps et fut transporté à l'hôpital de X...,
où on lui pratiqua la suture d'une vaste plaie du sourcil
gauche, et où on lui pansa les mains où il avait des
écorchures. Il fut soigné ensuite à son domicile et ne
garde le lit que pendant 7 à 8 jours.

La cicatrisation de la plaie du sourcil eut lieu vers
le milieu du mois de décembre, lorsque un peu plus
tard, à la fin du mois de décembre, M. Martin s'aperçut qu'il voyait les objets doubles. Ce phénomène gênant (diplopie), avec des alternatives variables, persiste
encore aujourd'hui et c'est dont M. Martin se plaint
le plus vivement ; cette diplopie qui s'accuse surtout
au loin et dans le regard dirigé en bas, lui empêche
tout travail. De plus, il souffre d'une lourdeur de tête
perpétuelle avec des exacerbations de temps à autre.

La cicatrisation des écorchures des mains guérit en
quelques jours sans laisser de traces.

Examinant enfin M. Martin, nous constatons sur toute
l'étendue de la région sourcillière gauche, la trace
d'une très vaste plaie aujourd'hui cicatrisée, s'étendant
de la racine du sourcil au milieu de la région temporale.

L'œil gauche est sain et normal dans toutes ses parties, comme le droit du reste, et la vision de ce côté
comme de l'autre est voisine de la normale. Les mouvements du globe oculaire gauche paraissent normaux
dans toutes les directions, et d'ailleurs la diplopie ne
se manifeste que lorsqu'on place la bougie qu'on fait
fixer à une certaine distance.

En faisant l'épreuve dans ces conditions, et la répétant plusieurs fois, M. Martin accuse très nettement
deux images de la bougie, dont l'une est plus éloignée

que l'autre. L'écartement des images augmente dans le regard vers la gauche et diminue vers la droite. En plaçant la bougie juste devant M. Martin et à deux mètres, les deux images se confondent presque.

Les réponses répétées et concordantes de M. Martin, que les images se confondent presque dans le regard direct, qu'elles s'écartent dans le regard à gauche et se rapprochent dans le regard à droite, nous permettent de conclure qu'il y a bien réellement chez M. Martin un certain degré de paralysie oculaire, une parésie du droit externe de l'œil gauche.

Cette paralysie ou parésie du droit externe s'observe assez fréquemment dans les violents traumatismes du crâne, et surtout lorsque le choc a porté sur la partie antérieure de la boîte osseuse, ainsi que c'est le cas ici. Cette conséquence de l'accident est donc naturelle. Elle expliquerait en outre les maux de tête, les lourdeurs de la tête dont se plaint M. Martin, attendu que cette parésie est le fait d'une certaine lésion intracérébrale, suivant un processus bien connu.

Il nous paraît donc certain que M. Martin, du fait de son accident du 1er octobre 1906 est atteint d'une parésie du droit externe gauche accompagnée d'une réaction irritative encéphalique.

Dans ces conditions, il ne peut certainement monter sur des échafaudages, ni continuer son métier de limousinant ; il ne peut que se livrer à des travaux de journalier et avec une certaine gêne encore.

Cet état n'est peut-être pas définitif ; mais nous ne pouvons le certifier ni en garantir la durée.

Conclusions

1o M. Martin est atteint d'une parésie du muscle droit externe de l'œil gauche, causée par l'accident du 1er octobre 1906 ;

2º Cette parésie entraîne, actuellement, une incapacité *absolue* pour la profession de M. Martin, qui est
limousinant et doit pouvoir marcher sur des échafaudages ;

3º Elle entraîne une incapacité seulement *partielle*
et qui peut être évaluée à *un tiers* (33 %) pour une
profession non spéciale, comme celle de manœuvre, à
la condition toutefois, qu'il n'y ait point nécessité de
manœuvrer des machines ou de s'en approcher, et
que le travail s'exécute en terrain non accidenté.

4º Cette incapacité est-elle *permanente* ou devrait-
elle disparaître ? Nous ne pouvons rien affirmer sur
ce point, car M. Martin a déjà présenté des phases
pendant lesquelles la diplopie avait disparu, et cependant les signes en existent actuellement. Il y a plutôt
probabilité pour que ces troubles finissent par disparaître, mais l'époque de leur disparition complète ne
peut en être fixée avec certitude.

5º En tous cas, la blessure du sourcil était cicatrisée
à la fin du mois de décembre 1906.

En foi de quoi, nous avons clos et signé le présent
rapport.

A N..., le 1er mars 1908.

Signatures :
A., B., Z.

Nous avons mis les dates en chiffres ; elles doivent être en toutes lettres.

13.

VII. — MÉMOIRE D'EXPERTISE MÉDICALE (1).

A adresser au chef d'entreprise ou à la compagnie d'assurances.

Accidents de Travail

Affaire ... contre ...

Relevé des honoraires dus au Docteur A., domicilié à N..., pour ses opérations d'expertise.

Commis par M. le Juge de Paix de N..., le ...
Ai prêté serment le ...
Ai examiné l'ouvrier Y le ...
Ai déposé le rapport le ...

Honoraires : cent francs.

A N .., le ...
(Signature).

____

(1) En général celte note se fait sous forme de lettre.

Si l'on veut taxer par varations, il existe des feuilles imprimées toutes préparées que l'on peut demander au greffe et où il suffit d'inscrire ses vacations, en veillant à ce que le total du prix se rapproche de cent francs.

II

PROJET DE TARIF POUR LES OCULISTES

DANS LES ACCIDENTS DE TRAVAIL

Ce que les médecins reprochent au tarif actuellement en vigueur, c'est en dehors du manque de clarté, de l'incohérence et de la faible rémunération de certains soins, surtout l'obligation pour eux de faire des comptes d'apothicaire, auxquels ils ne sont pas habitués.

Ce que les compagnies d'assurance reprochent à ce tarif, ce sont d'abord l'abus que font les médecins de certains soins non justifiés, puis la non concordance des notes de médecins qui interprètent presque tous différemment le tarif en question.

Le tarif que nous proposons remédie à ces différentes objections. C'est un tarif forfaitaire d'après lequel le médecin a avantage à guérir le blessé le plus rapidement possible, car plus le blessé sera soigné longtemps, moins grand sera le bénéfice ; la compagnie d'assurance y trouvera l'avantage que ce tarif ne prête pas aux abus et à la différence d'interprétation ; l'ouvrier y aura également son avantage puisque le médecin aura intérêt à le guérir promptement, et par conséquent son incapacité temporaire sera diminuée.

Les opérations comprendront l'anesthésie locale ou générale et les pansements post-opératoires.

L'examen du blessé comprendra l'ophtalmoscopie, la réfraction, la périmétrie, etc., et même l'extraction d'un corps étranger superficiel de la cornée.

Premier examen du blessé y compris l'extraction d'un corps étranger superficiel ou sutures simples, . . . 10 fr.
Autres consultations. . . . . . Ne sont pas comptées
Tout certificat . . . . 10 fr.
Certificat final seul. . . . . 5 fr.

Petits sinistres
- Extraction d'un corps étranger profond. 50 fr.
- Sutures multiples . . . . »
- Ouverture d'abcès étendu . . . . . »
- Séances d'électrisation (avec un minimum de cinq) . . . . »
- Injections sous-conjonctivales. . . . »
- Cathétérismes répétés, etc.. . . . . . »

Opérations moyennes
- Sutures cornéennes . . . . . 150 fr.
- Autoplasties conjonctivales . . »
- Ulcères infectieux . . . . . . »
- Excisions de prolapsus iridiens . »
- Opérations sur les voies lacrymales . . . . »
- Opérations sur les paupières. . »
- Discision de cataractes secondaires, iridectomie, etc. . . . »

Opérations sérieuses
- Cataractes traumatiques . . . 250 fr.
- Extraction de corps étrangers intraoculaires . . . . »
- Enucléation. . . . . »
- Eviscération . . . . »
- Blepharoplastie, etc. . . . . . »

Si plusieurs opérations sont faites le même jour ou à des dates très rapprochées, la plus rémunératrice est seule comptée.

Aides pour une opération : le quart du prix de l'opération sans que ce prix puisse dépasser les deux cinquièmes du prix de l'opération.

Consultations entre confrères : pour chacun d'eux. . . 20 fr.

Visites. — Lorsque le malade est vu à domicile, chaque déplacement donne lieu à une indemnité de 3 fr., non compris l'indemnité kilométrique.

Hospitalisation. — En aucun cas les frais d'hospitalisation ne pourront se confondre avec les soins médicaux.

Le prix de la journée d'hôpital variera avec les conditions d'existence des différentes villes ; il ne pourra être inférieur à 5 fr. par jour à Paris, à Lyon et dans les grandes villes.

La durée de l'hospitalisation pour les opérations moyennes ne peut dépasser quinze jours, et un mois pour les opérations sérieuses. Au-dessus de cette limite l'autorisation du chef d'entreprise sera nécessaire.

LOIS, DÉCRETS ET RÈGLEMENTS

LOI DU 9 AVRIL 1898

concernant les responsabilités des accidents dont les ouvriers sont victimes dans leur travail

(modifiée par les lois des 22 mars 1902, 31 mars 1905 et 17 avril 1906)

(Journal officiel du 10 avril 1898

Article premier. — Les accidents survenus *par le fait du travail, ou à l'occasion* du travail, aux ouvriers et employés occupés dans l'industrie du bâtiment, les usines, manufactures, chantiers, les entreprises de transport par terre et par eau, de chargement et de déchargement, les magasins publics, mines, minières, carrières et, en outre, dans toute exploitation ou partie d'exploitation dans laquelle sont fabriquées ou mises en œuvre des matières explosives, ou dans laquelle il est fait usage d'une machine mue par une force autre que celle de l'homme ou des animaux, donnent droit, au profit de la victime ou de ses représentants, à une *indemnité* à la charge du chef d'entreprise, *à la condition que l'interruption de travail ait duré plus de quatre jours*.

Les ouvriers qui travaillent seuls d'ordinaire ne pourront être assujettis à la présente loi par le fait de la collaboration accidentelle d'un ou de plusieurs de leurs camarades.

Art. 2 [*Modifié par la loi du 22 mars 1902*]. — Les ouvriers et employés désignés à l'article précédent ne peuvent se prévaloir, à raison des accidents dont ils sont victimes dans leur travail, d'aucunes dispositions autres que celles de la présente loi.

Ceux dont le salaire annuel dépasse deux mille quatre cents francs (2.400 fr.) ne bénéficient de ces dispositions que jusqu'à concurrence de cette somme. Pour le surplus, ils n'ont droit qu'au quart des rentes stipulées à l'article 3, à moins de conventions contraires élevant le chiffre de la quotité.

Art. 3 [*Modifié par la loi du 31 mars 1905*] — Dans les cas prévus à l'article 1er, l'ouvrier ou l'employé a droit :

Pour l'*incapacité absolue ou permanente*, à une rente égale aux deux tiers de son salaire annuel ;

Pour l'*incapacité partielle et permanente*, à une rente égale à la moitié de la réduction que l'accident aura fait subir au salaire ;

Pour l'*incapacité temporaire*, si l'incapacité de travail a duré plus de quatre jours, à une indemnité journalière, sans distinction entre les jours ouvrables et les dimanches et jours fériés, égale à la moitié du salaire touché au moment de l'accident, à moins que le salaire ne soit variable ; dans ce dernier cas, l'indemnité journalière est égale à la moitié du salaire moyen des journées de travail pendant le mois qui a précédé l'accident. L'indemnité est due à partir du cinquième jour après celui de l'accident ; toutefois, elle est due à partir du premier jour si l'incapacité de travail a duré plus de dix jours. L'indemnité journalière est payable aux époques et lieu de paye usités dans l'entreprise, sans que l'intervalle puisse excéder seize jours.

Lorsque l'accident est suivi de mort, une pension est servie aux personnes ci-après désignées, à partir du décès, dans les conditions suivantes :

A. Une rente viagère égale à 20 p. 100 du salaire annuel de la victime pour le conjoint survivant non divorcé ou séparé de corps, à la condition que le mariage ait été contracté antérieurement à l'accident.

En cas de nouveau mariage, le conjoint cesse d'avoir droit à la rente mentionnée ci-dessus ; il lui sera alloué, dans ce cas, le triple de cette rente à titre d'indemnité totale.

B. Pour les enfants légitimes ou naturels, reconnus 'avant l'accident, orphelins de père ou de mère, âgés de de 16 ans, une rente calculée sur le salaire annuel de la victime à raison de 15 p. 100 de ce salaire s'il n'y a qu'un enfant, de 25 p. 100 s'il y en a deux, de 35 p. 100 s'il y en a trois, et de 40 p. 100 s'il y en a quatre ou 'un plus grand nombre.

Pour les enfants orphelins de père et de mère, la rente est portée pour chacun d'eux à 20 p. 100 du salaire.

L'ensemble de ces rentes, ne peut, dans le premier cas, dépasser 40 p. 100 du salaire ni 60 p. 100 dans le second.

C. Si la victime n'a ni conjoint ni enfant dans les termes des paragraphes A et B, chacun des ascendants et descendants qui était à sa charge recevra une rente viagère pour les ascendants et payable jusqu'à 16 ans pour les descendants. Cette rente sera égale à 10 p. 100 du salaire annuel de la victime, sans que le montant total des rentes ainsi allouées puisse dépasser 30 p. 100.

Chacune des rentes prévues par le paragraphe C est, le cas échéant, réduite proportionnellement.

Les rentes constituées en vertu de la présente loi sont payables à la résidence du titulaire, ou au chef-lieu de canton de cette résidence, et, si elles sont servies par la

Caisse nationale des retraites, chez le préposé de cet établissement désigné par le titulaire.

Elles sont payables par trimestre et à terme échu ; toutefois, le tribunal peut ordonner le paiement d'avance de la moitié du premier arrérage.

Ces rentes sont incessibles et insaisissables.

Les ouvriers étrangers, victimes d'accidents, qui cesseraient de résider sur le territoire français recevront, pour toute indemnité, un capital égal à trois fois la rente qui leur avait été allouée.

Il en sera de même pour les ayants droit étrangers, cessant de résider sur le territoire français, sans que toutefois le capital puisse alors dépasser la valeur actuelle de la rente d'après le tarif visé à l'article 28.

Les représentants étrangers d'un ouvrier étranger ne recevront aucune indemnité si, au moment de l'accident, ils ne résidaient pas sur le territoire français.

Les dispositions des trois alinéas précédents pourront toutefois être modifiées par traités dans la limite des indemnités prévues au présent article, pour les étrangers dont les pays d'origine garantiraient à nos nationaux des avantages équivalents.

Art. 4 [*Modifié par la loi du 31 mars 1905*]. — *Le chef d'entreprise, supporte, en outre, les frais médicaux et pharmaceutiques* et les frais funéraires. Ces derniers sont évalués à la somme de cent francs (100 fr.) au maximum.

La victime peut toujours faire choix elle-même de son médecin et de son pharmacien. Dans ce cas, le chef d'entreprise ne peut être tenu des frais médicaux et pharmaceutiques que jusqu'à concurrence de la somme fixée par le juge de paix du canton où est survenu l'accident, conformément à un tarif qui sera établi par arrêté du ministre du commerce, après avis d'une commission spéciale comprenant des représentants de syndicats de médecins et de pharmaciens, de syndicats professionnels ouvriers et patronaux, de sociétés d'assurances contre les accidents du travail et de syndicats de garantie, et qui ne pourra être modifié qu'à intervalles de deux ans.

Le chef d'entreprise est seul tenu dans tous les cas, en outre des obligations contenues en l'article 3, des frais d'hospitalisation qui, tout compris, ne pourront dépasser le tarif établi pour l'application de l'article 24 de la loi du 15 juillet 1893 majoré de 50 p. 100, ni excéder jamais 4 francs par jour pour Paris, ou 3 fr.50 partout ailleurs.

Les médecins et pharmaciens ou les établissements hospitaliers peuvent actionner directement le chef d'entreprise.

Au cours du traitement, le chef d'entreprise pourra désigner au juge de paix un médecin chargé de le renseigner sur l'état de la victime. Cette désignation, dûment visée par le juge de paix, donnera audit médecin accès hebdomadaire auprès de la victime en présence du médecin traitant, prévenu deux jours à l'avance par lettre recommandée.

Faute par la victime de se prêter à cette visite, le payement de l'indemnité journalière sera suspendu par décision du juge de paix, qui convoquera la victime par simple lettre recommandée.

Si le médecin certifie que la victime est en état de reprendre son travail et que celle-ci le conteste, le chef d'entreprise, peut, lorsqu'il s'agit d'une incapacité temporaire, requérir du juge de paix une expertise médicale qui devra avoir lieu dans les cinq jours.

Art. 5. — Les chefs d'entreprise peuvent se décharger, pendant les trente, soixante ou quatre-vingt-dix premiers jours à partir de l'accident, de l'obligation de payer aux victimes les frais de maladie et l'indemnité temporaire, ou une partie seulement de cette indemnité, comme il est spécifié ci-après, s'ils justifient :

1º Qu'ils ont affilié leurs ouvriers à des sociétés de secours mutuels et pris à leur charge une quote-part de la cotisation qui aura été déterminée d'un commun accord, et en se conformant aux statuts-type approuvés par le ministre compétent, mais qui ne devra pas être inférieure au tiers de cette cotisation ;

2º Que ces sociétés assurent à leurs membres, en cas de blessures, pendant trente, soixante ou quatre-vingt-dix jours, les soins médicaux et pharmaceutiques et une indemnité journalière.

Si l'indemnité journalière servie par la société est inférieure à la moitié du salaire quotidien de la victime, le chef d'entreprise est tenu de lui verser la différence.

Art. 6. — Les exploitants de mines, minières et carrières peuvent se décharger des frais et indemnités mentionnés à l'article précédent moyennant une subvention annuelle versée aux caisses ou sociétés de secours constituées dans ces entreprises en vertu de la loi du 29 juin 1894.

Le montant et les conditions de cette subvention devront être acceptés par la société et approuvés par le Ministre des travaux publics.

Ces deux dispositions seront applicables à tous autres chefs d'industrie qui auront créé en faveur de leurs ouvriers des caisses particulières de secours en conformité du titre III de la loi du 29 juin 1894. L'approbation prévue ci-dessus sera, en ce qui les concerne, donnée par le Ministre du commerce et de l'industrie.

Art. 7 [*Modifié par la loi du 22 mars 1902*]. — Indépendamment de l'action résultant de la présente loi, la victime ou ses représentants conservent, contre les auteurs de l'accident, autres que le patron ou ses ouvriers et préposés, le droit de réclamer la réparation du préjudice causé, conformément aux règles du droit commun.

L'indemnité qui leur sera allouée exonérera à due

concurrence le chef de l'entreprise des obligations mises à sa charge. Dans le cas où l'accident a entraîné une incapacité permanente ou la mort, cette indemnité devra être attribuée sous forme de rentes servies par la Caisse nationale des retraites.

En outre de cette allocation sous forme de rente, le tiers reconnu responsable pourra être condamné, soit envers la victime, soit envers le chef de l'entreprise, si celui-ci intervient dans l'instance, au payement des autres indemnités et frais prévus aux articles 3 et 4 ci-dessus.

Cette action contre les tiers responsables pourra même être exercée par le chef d'entreprise, à ses risques et périls, au lieu et place de la victime ou de ses ayants droit, si ceux-ci négligent d'en faire usage.

Art. 8. — Le salaire qui servira de base à la fixation de l'indemnité allouée à l'ouvrier âgé de moins de 16 ans ou à l'apprenti victime d'un accident ne sera pas inférieur au salaire le plus bas des ouvriers valides de la même catégorie occupés dans l'entreprise.

Toutefois, dans le cas d'incapacité temporaire, l'indemnité de l'ouvrier âgé de moins de 16 ans ne pourra pas dépasser le montant de son salaire.

Art. 9. — Lors du règlement définitif de la rente viagère, après le délai de revision prévu à l'article 19, la victime peut demander que le quart au plus du capital nécessaire à l'établissement de cette rente, calculé d'après les tarifs dressés pour les victimes d'accidents par la Caisse des retraites pour la vieillesse, lui soit attribué en espèces.

Elle peut aussi demander que ce capital, ou ce capital réduit du quart au plus comme il vient d'être dit, serve à constituer sur sa tête une rente viagère réversible, pour moitié au plus, sur la tête de son conjoint. Dans ce cas, la rente viagère sera diminuée de façon qu'il ne résulte de la réversibilité aucune augmentation de charges pour le chef d'entreprise.

Le tribunal, en chambre du conseil, statuera sur ces demandes.

Art. 10 [*Modifié par la loi du 31 mars 1905*]. — Le salaire servant de base à la fixation des rentes s'entend, pour l'ouvrier occupé dans l'entreprise pendant les douze mois avant l'accident, de la rémunération effective qui lui a été allouée pendant ce temps, soit en argent, soit en nature.

Pour les ouvriers occupés pendant moins de douze mois avant l'accident, il doit s'entendre de la rémunération effective qu'ils ont reçue depuis leur entrée dans l'entreprise, augmentée de la rémunération qu'ils auraient pu recevoir pendant la période de travail nécessaire pour compléter les douze mois, d'après la rémunération moyenne des ouvriers de la même catégorie pendant ladite période.

Si le travail n'est pas continu, le salaire annuel est calculé tant d'après la rémunération reçue pendant la période d'activité que d'après le gain de l'ouvrier pendant le reste de l'année.

Si, pendant les périodes visées aux alinéas précédents, l'ouvrier a chômé exceptionnellement et pour des causes indépendantes de sa volonté, il est fait état du salaire moyen qui eût correspondu à ces chômages.

TITRE II

DÉCLARATION DES ACCIDENTS ET ENQUÊTE

Art. 11 [*Modifié par la loi du 22 mars 1902*]. — Tout accident ayant occasionné une incapacité de travail doit être déclaré dans les quarante-huit heures, non compris les dimanches et jours fériés, par le chef d'entreprise ou ses préposés, au maire de la commune,

qui en dresse procès-verbal et en délivre immédiatement récépissé.

La déclaration et le procès-verbal doivent indiquer,
dans la forme réglée par décret, les nom, qualité et
adresse du chef d'entreprise, le lieu précis, l'heure et
la nature de l'accident, les circonstances dans lesquelles
il s'est produit, la nature des blessures, les noms et
adresses des témoins.

Dans les quatre jours qui suivent l'accident, si la
victime n'a pas repris son travail. *le chef d'entreprise
doit déposer à la mairie*, qui lui en délivre immédiatement récépissé. *un certificat de médecin indiquant
l'état de la victime, les suites probables de l'accident et
l'époque à laquelle il sera possible d'en connaître le résultat définitif*.

La déclaration d'accident pourra être faite dans les
mêmes conditions par la victime ou ses représentants
jusqu'à l'expiration de l'année qui suit l'accident.

Avis de l'accident, dans les formes réglées par décret,
est donné immédiatement par le maire à l'inspecteur
départemental du travail ou à l'ingénieur ordinaire des
mines chargé de la surveillance de l'entreprise.

L'article 15 de la loi du 2 novembre 1892 et l'article
11 de la loi du 12 juin 1893 cessent d'être applicables
dans les cas visés par la présente loi.

Art. 12 [*Modifié par la loi du 22 mars 1902*]. — Dans
les vingt-quatre heures qui suivent le dépôt du certificat,
et au plus tard dans les cinq jours qui suivent la déclaration de l'accident, le maire transmet au juge de paix
du canton où l'accident s'est produit la déclaration et
soit le certificat médical, soit l'attestation qu'il n'a pas
été produit de certificat.

Lorsque. d'après le certificat médical, produit en
exécution du paragraphe précédent ou transmis ultérieurement par la victime à la justice de paix, la blessure
paraît devoir entraîner la mort ou une incapacité per-

manente, absolue ou partielle de travail, ou lorsque la victime est décédée, le juge de paix, dans les vingt-quatre heures, procède à une enquête à l'effet de rechercher :

1o La cause, la nature et les circonstances de l'accident ;

2o Les personnes victimes et le lieu où elles se trouvent, le lieu et la date de leur naissance ;

3o La nature des lésions ;

4o Les ayants droit pouvant, le cas échéant, prétendre à une indemnité, le lieu et la date de leur naissance ;

5o Le salaire quotidien et le salaire annuel des victimes ;

6o La société d'assurance à laquelle le chef d'entreprise était assuré ou le syndicat de garantie auquel il était affilié.

Les allocations tarifées pour le juge de paix et son greffier en exécution de l'article 29 de la présente loi et de l'article 31 de la loi de finances du 13 avril 1900 seront avancées par le Trésor.

Art. 13. — L'enquête a lieu contradictoirement dans les formes prescrites par les articles 35, 36, 37, 38 et 39 du Code de procédure civile, en présence des parties intéressées ou celles-ci convoquées d'urgence par lettre recommandée.

Le juge de paix doit se transporter auprès de la victime de l'accident qui se trouve dans l'impossibilité d'assister à l'enquête.

Lorsque le certificat médical ne lui paraîtra pas suffisant, le juge de paix pourra désigner un médecin pour examiner le blessé.

Il peut aussi commettre un expert pour l'assister dans l'enquête.

Il n'y a pas lieu toutefois, à nomination d'expert dans les entreprises administrativement surveillées, ni dans celles de l'Etat placées sous le contrôle d'un service distinct du service de gestion, ni dans les établissements nationaux où s'effectuent des travaux que la sécurité publique oblige à tenir secrets. Dans ces divers cas, les fonctionnaires chargés de la surveillance ou du contrôle de ces établissements ou entreprises et, en ce qui concerne les exploitations minières, les délégués à la sécurité des ouvriers mineurs, transmettent au juge de paix, pour être joint au procès-verbal d'enquête, un exemplaire de leur rapport.

Sauf les cas d'impossibilité matérielle dûment constatés dans le procès-verbal, l'enquête doit être close dans le plus bref délai et, au plus tard, dans les dix jours à partir de l'accident. Le juge de paix avertit, par lettre recommandée, les parties de la clôture de l'enquête et du dépôt de la minute au greffe, où elles pourront, pendant un délai de cinq jours, en prendre connaissance et s'en faire délivrer une expédition, affranchie du timbre et de l'enregistrement. A l'expiration de ce délai de cinq jours, le dossier de l'enquête est transmis au président du tribunal civil de l'arrondissement.

Art. 14. — Sont punis d'une amende de un à quinze francs (1 à 15 francs) les chefs d'industrie ou leurs préposés qui ont contrevenu aux dispositions de l'article 11.

En cas de récidive dans l'année, l'amende peut être élevée de seize à trois cents francs (16 à 300 fr.).

L'article 463 du Code pénal est applicable aux contraventions prévues par le présent article.

TITRE III

COMPÉTENCE. JURIDICTIONS. PROCÉDURE. REVISION

Art. 15 [*Modifié par la loi du 31 mars 1905*]. — Sont

jugées en dernier ressort par le juge de paix du canton où l'accident s'est produit, à quelque chiffre que la demande puisse s'élever et dans les quinze jours de la demande, les contestations relatives tant aux frais funéraires qu'aux indemnités temporaires.

Les indemnités temporaires sont dues jusqu'au jour du décès ou jusqu'à la consolidation de la blessure, c'est-à-dire jusqu'au jour où la victime se trouve, soit complètement guérie, soit définitivement atteinte d'une incapacité permanente ; elles continuent, dans ce dernier cas, à être servies jusqu'à la décision définitive prévue à l'article suivant, sous réserve des dispositions du quatrième alinéa dudit article.

Si l'une des parties soutient, avec un certificat médical à l'appui, que l'incapacité est permanente, le juge de paix doit se déclarer incompétent par une décision, dont il transmet, dans les trois jours, expédition au président du tribunal civil. Il fixe en même temps, s'il ne l'a fait antérieurement, l'indemnité journalière.

Le juge de paix connaît des demandes relatives au payement des frais médicaux et pharmaceutiques jusqu'à 300 fr. en dernier ressort et à quelque chiffre que ces demandes s'élèvent, à charge d'appel dans la quinzaine de la décision.

Les décisions du juge de paix relatives à l'indemnité journalière sont exécutoires nonobstant opposition. Ces décisions sont susceptibles de recours en cassation pour violation de la loi.

Lorsque l'accident s'est produit en territoire français, hors du canton où est situé l'établissement ou le dépôt auquel est attachée la victime, le juge de paix de ce dernier canton devient exceptionnellement compétent, à la requête de la victime ou de ses ayants droit, adressée, sous forme de lettre recommandée, au juge de paix du canton où l'accident s'est produit, avant qu'il n'ait été saisi dans les termes du présent article ou bien qu'il n'ait clos l'enquête prévue à l'article 13. Un récépissé est immédiatement envoyé au requérant par le greffe, qui avise, en même temps que le chef d'entreprise, le juge de paix devenu compétent, et, s'il y a lieu, transmet à ce dernier le dossier de l'enquête, dès sa clôture, en avertissant les parties, conformément à l'article 13.

Si, après transmission du dossier de l'enquête au président du tribunal du lieu de l'accident et avant convocation des parties, la victime ou ses ayants droit justifient qu'ils n'ont pu, avant la clôture de l'enquête, user de la faculté prévue à l'alinéa précédent, le président peut, les parties entendues, se dessaisir du dossier et le transmettre au président du tribunal de l'arrondissement où est situé l'établissement ou le dépôt auquel est attachée la victime.

Art. 16 [*Modifié par la loi du 31 mars 1905*]. — En ce qui touche les autres indemnités prévues par la présente loi, le président du tribunal de l'arrondissement, dans les cinq jours de la transmission du dossier, si la victime est décédée avant la clôture de l'enquête, ou, dans le cas contraire, dans les cinq jours de la production par la partie la plus diligente, soit de l'acte de décès, soit d'un accord écrit des parties reconnaissant le caractère permanent de l'incapacité, ou bien de la réception de la décision du juge de paix visée au troisième alinéa de l'article précédent, ou enfin, s'il n'a été saisi d'aucune de ces pièces, dans les cinq jours précédant l'expiration du délai de prescription prévu à l'article 18, lorsque la date de cette expiration lui est connue, convoque la victime ou ses ayants droit le chef d'entreprise, qui peut se faire représenter ét, s'il y a assurance, l'assureur. Il peut, du consentement des parties, commettre un expert, dont le rapport doit être déposé dans le délai de huitaine.

En cas d'accord entre les parties, conforme aux prescriptions de la présente loi, l'indemnité est définitivement fixée par l'ordonnance du président qui en donne acte en indiquant, sous peine de nullité, le salaire de base et la réduction que l'accident aura fait subir au salaire.

En cas de désaccord, les parties sont renvoyées à se pourvoir devant le tribunal. qui est saisi par la partie la plus diligente et statue comme en matière sommaire, conformément au titre XXIV du livre II du Code de procédure civile. Son jugement est exécutoire par provision.

En ce cas, le président, par son ordonnance de renvoi et sans appel, peut substituer à l'indemnité journalière une provision inférieure au demi-salaire ou, dans la même limite, allouer une provision aux ayants droit. Ces provisions peuvent être allouées ou modifiées en cours d'instance par voie de référé, sans appel. Elles sont incessibles et insaisissables et payables dans les mêmes conditions que l'indemnité journalière.

Les arrérages des rentes courent à partir du jour du décès ou de la consolidation de la blessure, sans se cumuler avec l'indemnité journalière ou la provision.

Dans les cas où le montant de l'indemnité ou de la provision excède les arrérages dus jusqu'à la date de la fixation de la rente, le tribunal peut ordonner que le surplus sera précompté sur les arrérages ultérieurs dans la proportion qu'il détermine.

S'il y a assurance, l'ordonnance du président ou le jugement fixant la rente allouée spécifie que l'assureur est substitué au chef d'entreprise dans les termes du titre IV, de façon à supprimer tout recours de la victime contre ledit chef d'entreprise.

Art. 17 [*Modifié par la loi du 22 mars 1902*]. — Les jugements rendus en vertu de la présente loi sont susceptibles d'appel selon les règles du droit commun.

Toutefois, l'appel, sous réserve des dispositions de l'article 449 du Code de procédure civile, devra être interjeté dans les trente jours de la date du jugement s'il est contradictoire et, s'il est par défaut, dans la quinzaine à partir du jour où l'opposition ne sera plus recevable.

L'opposition ne sera plus recevable en cas de jugement par défaut contre partie, lorsque le jugement aura été signifié à personne, passé le délai de quinze jours à partir de cette signification.

La cour statuera d'urgence dans le mois de l'acte d'appel. Les parties pourront se pourvoir en cassation.

Toutes les fois qu'une expertise médicale sera ordonnée, soit par le juge de paix, soit par le tribunal ou par la cour d'appel, l'expert ne pourra être le médecin qui a soigné le blessé, ni un médecin attaché à l'entreprise ou à la société d'assurance à laquelle le chef d'entreprise est affilié.

Art. 18 [*Modifié par la loi du 22 mars 1902*]. — L'action en indemnité prévue par la présente loi se prescrit par un an à dater du jour de l'accident ou de la clôture de l'enquête du juge de paix, ou de la cessation du payement de l'indemnité temporaire.

L'article 55 de la loi du 10 août 1871 et l'article 124 de la loi du 5 avril 1884 ne sont pas applicables aux instances suivies contre les départements ou les communes, en exécution de la présente loi.

Art. 19 [*Modifié par la loi du 31 mars 1905*]. — La demande en revision de l'indemnité fondée sur une aggravation ou une atténuation de l'infirmité de la victime ou son décès par suite des conséquences de l'accident est ouverte pendant trois ans, à compter soit de la date à laquelle cesse d'être due l'indemnité journalière, s'il n'y a point eu attribution de rente, soit de l'accord intervenu entre les parties ou de la décision judiciaire passée en force de chose jugée, même si

la pension à été remplacée par un capital en conformité de l'article 21.

Dans tous les cas, sont applicables à la revision les
conditions de compétence et de procédure fixées par les
articles 16, 17 et 22. Le président du tribunal est
saisi par voie de simple déclaration au greffe.

S'il y a accord entre les parties, conforme aux prescriptions de la présente loi, le chiffre de la rente revi-
sée est fixé par ordonnance du président, qui donne
acte, de cet accord en spécifiant, sous peine de nullité,
l'aggravation ou l'atténuation de l'infirmité.

En cas de désaccord, l'affaire est renvoyée devant
le tribunal, qui est saisi par la partie la plus diligente
et qui statue comme en matière sommaire et ainsi qu'il
est dit à l'article 16.

Au cours des trois années pendant lesquelles peut
s'exercer l'action en revision, le chef d'entreprise pourra
désigner au président du tribunal, un médecin chargé
de le renseigner sur l'état de la victime.

Cette désignation, dûment visée par le président, donnera audit médecin accès trimestriel auprès de la vic-
victime. Faute par la victime de se prêter à cette
visite, tout payement d'arrérages sera suspendu par
décision du président, qui convoquera la victime par
simple lettre recommandée.

Les demandes prévues à l'article 9 doivent être portées devant le tribunal au plus tard dans le mois qui
suit l'expiration du délai imparti pour l'action en revision.

Art. 20 [*Modifié par la loi du 22 mars 1902*]. —
Aucune des indemnités déterminées par la présente
loi ne peut être attribuée à la victime qui a inten-
tionnellement provoqué l'accident.

Le tribunal a le droit, s'il est prouvé que l'accident est dû à une faute inexcusable de l'ouvrier, de
diminuer la pension fixée au titre Ier.

Lorsqu'il est prouvé que l'accident est dû à la faute inexcusable du patron ou de ceux qu'il s'est substitués dans la direction, l'indemnité pourra être majorée, mais sans que la rente ou le total des rentes allouées puisse dépasser soit la réduction, soit le montant du salaire annuel.

En cas de poursuites criminelles, les pièces de procédure seront communiquées à la victime ou à ses ayants droit.

Le même droit appartiendra au patron ou à ses ayants droit.

Art. 21 [*Modifié par la loi du 31 mars 1905*]. — Les parties peuvent toujours, après détermination du chiffre de l'indemnité due à la victime de l'accident, décider que le service de la pension sera suspendu et remplacé, tant que l'accord subsistera, par tout autre mode de réparation.

En dehors des cas prévus à l'article 3, la pension ne pourra être remplacée par le payement d'un capital que si elle n'est pas supérieure à 100 francs et si le titulaire est majeur. Ce rachat ne pourra être effectué que d'après le tarif spécifié à l'article 28.

Art. 22 [*Modifié par les lois du 22 mars 1902 et du 17 avril 1906*].— Le bénéfice de l'assistance judiciaire est accordé de plein droit, sur le visa du procureur de la République, à la victime de l'accident ou à ses ayants droit, devant le président du tribunal civil et devant le tribunal.

Le procureur de la République procède, comme il est prescrit à l'article 13 (paragraphes 2 et suivants) de la loi du 22 janvier 1851, modifiée par la loi du 10 juillet 1901.

Le bénéfice de l'assistance judiciaire s'applique de plein droit à l'acte d'appel *et le cas échéant, à l'acte par lequel est signifié le désistement de l'appel*. Le premier président de la cour, sur la demande qui lui sera adressée à cet effet, désignera l'avoué près la cour dont la constitution figurera dans l'acte d'appel et commettra un huissier pour le signifier.

Si la victime de l'accident se pourvoit devant le bureau d'assistance judiciaire pour en obtenir le bénéfice en vue de toute la procédure d'appel, elle sera dispensée de fournir les pièces justificatives de son indigence.

Le bénéfice de l'assistance judiciaire s'étend de plein droit aux instances devant le juge de paix, à tous les actes d'exécution mobilière et immobilière et à toute contestation incidente à l'exécution des décisions judiciaires.

L'assisté devra faire déterminer par le bureau d'assistance judiciaire de son domicile la nature des actes et procédure d'exécution auxquels l'assistance s'appliquera.

TITRE IV

GARANTIES

Art. 23. — *La créance de la victime de l'accident ou de ses ayants droit relative aux frais médicaux, pharmaceutiques et funéraires, ainsi qu'aux indemnités allouées à la suite de l'incapacité temporaire de travail, est garantie par le privilège de l'article 2101 du Code civil et y sera inscrite sous le n° 6.*

Le payement des indemnités pour incapacité permanente de travail ou accidents suivis de mort est garanti conformément aux dispositions des articles suivants.

Art. 24. — A défaut, soit par les chefs d'entreprise débiteurs, soit par les sociétés d'assurances à primes fixes ou mutuelles, ou les syndicats de garantie liant solidairement tous leurs adhérents, de s'acquitter, au moment de leur exigibilité, des indemnités mises à leur charge à la suite d'accidents ayant entraîné la mort ou une incapacité permanente de travail, le payement en sera assuré aux intéressés par les soins de la Caisse nationale des retraites pour la vieillesse, au moyen d'un fonds spécial de garantie constitué comme il va être dit et dont la gestion sera confiée à ladite Caisse.

Art. 25. — Pour la constitution de fonds spécial de garantie, il sera ajouté, au principal de la contribution des patentes des industriels visés par l'article 1er, quatre centimes (0 fr. 04) additionnels. Il sera perçu sur les mines une taxe de cinq centimes (0 fr. 05) par hectare concédé.

Ces taxes pourront, suivant les besoins, être majorées ou réduites par la loi de finances.

Art. 26. — La Caisse nationale des retraites exercera un recours contre les chefs d'entreprise débiteurs, pour le compte desquels des sommes auront été payées par elle, conformément aux dispositions qui précèdent.

En cas d'assurance du chef d'entreprise, elle jouira pour le remboursement de ses avances, du privilège de l'article 2102 du Code civil sur l'indemnité due par l'assureur et n'aura plus de recours contre le chef d'entreprise.

Un règlement d'administration publique déterminera les conditions d'organisation et de fonctionnement du service conféré par les dispositions précédentes à la Caisse nationale des retraites et, notamment, les formes du recours à exercer contre les chefs d'entreprise débiteurs ou les sociétés d'assurances et les syndicats de garantie, ainsi que les conditions dans lesquelles les victimes d'accidents ou leurs ayants droit seront admis à réclamer à la Caisse le payement de leurs indemnités.

Les décisions judiciaires n'emporteront hypothèque que si elles sont rendues au profit de la Caisse des retraites exerçant son recours contre les chefs d'entreprise ou les compagnies d'assurances.

Art. 27 [*Modifié par la loi du 31 mars 1905.*] — Les compagnies d'assurances mutuelles ou à primes fixes contre les accidents, françaises ou étrangères, sont soumises à la surveillance et au contrôle de l'Etat et astreintes à constituer des réserves ou cautionnements dans les conditions déterminées par un règlement d'administration publique.

Le montant des réserves mathématiques et des cautionnements sera affecté par privilège au payement des pensions et indemnités.

Les syndicats de garantie seront soumis à la même surveillance et un règlement d'administration publique déterminera les conditions de leur création et de leur fonctionnement.

A toute époque, un arrêté du Ministre du commerce peut mettre fin aux opérations de l'assureur qui ne remplit pas les conditions prévues par la présente loi ou dont la situation financière ne donne pas des garanties suffisantes pour lui permettre de remplir ses engagements. Cet arrêté est pris après avis conforme du comité consultatif des assurances contre les accidents du travail, l'assureur ayant été mis en demeure de fournir ses observations par écrit dans un délai de quinzaine. Le comité doit émettre son avis dans la quinzaine suivante.

Le dixième jour, à midi, à compter de la publication de l'arrêté au *Journal officiel* tous les contrats contre les risques régis par la présente loi cessent de plein droit d'avoir effet, les primes restant à payer ou les primes payées d'avance n'étant acquises à l'assureur qu'en proportion de la période d'assurance réalisée, sauf stipulation contraire dans les polices.

Le comité consultatif des assurances contre les accidents du travail est composé de vingt-quatre membres, savoir : deux sénateurs et trois députés élus par leurs collègues ; le directeur de l'assurance et de la prévoyance sociales ; le directeur du travail ; le directeur général de la Caisse des dépôts et consignations ; trois membres agrégés de l'institut des actuaires français ; le président du tribunal de commerce de la Seine ou un président de section délégué par lui ; deux ouvriers membres du Conseil supérieur du travail ; un professeur de la faculté de droit de Paris ; deux directeurs ou administrateurs de sociétés mutuelles d'assurances contre les accidents du travail ou de syndicats de garantie ; deux directeurs ou administrateurs de sociétés anonymes ou en commandite d'assurances contre les accidents du travail ; quatre personnes spécialement compétentes en matière d'assurances contre les accidents du travail. Un décret détermine le mode de nomination et de renouvellement des membres ainsi que la désignation du président, du vice-président et du secrétaire.

Les frais de toute nature résultant de la surveillance et du contrôle seront couverts au moyen de contributions proportionnelles au montant des réserves ou cautionnements, et fixés annuellement, pour chaque compagnie ou association, par arrêté du Ministre du commerce.

Art. 28. — Le versement du capital représentatif des pensions allouées en vertu de la présente loi ne peut être exigé des débiteurs.

Toutefois, les débiteurs qui désireront se libérer en une fois pourront verser le capital représentatif de ces pensions à la Caisse nationale des retraites, qui établira à cet effet, dans les six mois de la promulgation de la présente loi, un tarif tenant compte de la mortalité des victimes d'accidents et de leurs ayants droit.

Lorsqu'un chef d'entreprise cesse son industrie, soit volontairement, soit par décès, liquidation judiciaire ou faillite, soit par cession d'établissement, le capital représentatif des pensions à sa charge devient exigible de plein droit et sera versé à la Caisse nationale des retraites. Ce capital sera déterminé, au jour de son exigibilité, d'après le tarif visé au paragraphe précédent.

Toutefois, le chef d'entreprise ou ses ayants droit peuvent être exonérés du versement de ce capital, s'ils fournissent des garanties qui seront à déterminer par un règlement d'administration publique.

TITRE V

DISPOSITIONS GÉNÉRALES

Art. 29. — Les procès-verbaux, certificats, actes de notoriété, significations, jugements et autres actes faits ou rendus en vertu et pour l'exécution de la présente loi, sont délivrés gratuitement, visés pour timbre et enregistrés gratis lorsqu'il y a lieu à la formalité de l'enregistrement.

Dans les six mois de la promulgation de la présente loi, un décret déterminera les émoluments des greffiers de justice de paix pour leur assistance et la rédaction des actes de notoriété, procès-verbaux, certificats, significations, jugements, envois de lettres recommandées, extraits, dépôts de la minute d'enquête au greffe, et pour tous les actes nécessités par l'application de la présente loi, ainsi que les frais de transport auprès des victimes et d'enquête sur place

Art. 30 [*Modifié par la loi du 31 mars 1905*]. — Toute convention contraire à la présente loi est nulle de plein droit. Cette nullité, comme la nullité prévue au deuxième alinéa de l'article 16 et au troisième alinéa de l'article 19, peut être poursuivie par tout intéressé devant le tribunal visé auxdits articles.

Toutefois, dans ce cas, l'assistance judiciaire n'est accordée que dans les conditions du droit commun.

La décision qui prononce la nullité fait courir à nouveau, du jour où elle devient définitive, les délais impartis soit pour la prescription, soit pour la revision.

Sont nulles de plein droit et de nul effet les obligations contractées, pour rémunération de leurs services, envers les intermédiaires qui se chargent, moyennant émoluments convenus à l'avance, d'assurer aux victimes d'accidents ou à leurs ayants droit le bénéfice des instances ou des accords prévus aux articles 15, 16, 17 et 19.

Est passible d'une amende de seize à trois cents francs (16 à 300 fr.) et, en cas de récidive dans l'année de la condamnation, d'une amende de cinq cents à deux mille francs (500 à 2000 fr.), sous réserve de l'application de l'article 463 du Code pénal : 1º tout intermédiaire convaincu d'avoir offert les services spécifiés à l'alinéa précédent ; 2º tout chef d'entreprise ayant opéré, sur le salaire de ses ouvriers ou employés, des retenues pour l'assurance des risques mis à sa charge par la présente loi ; 3º toute personne qui, soit par menoce de renvoi, soit par le refus des indemnités dues en vertu de la présente loi, aura porté atteinte ou tenté de porter atteinte au droit de la victime de choisir son médecin ; 4º *tout médecin ayant, dans des certificats délivrés pour l'application de la présente loi, sciemment dénaturé les conséquences des accidents.*

Art. 31. — Les chefs d'entreprise sont tenus, sous peine d'une amende de un à quinze francs (1 à 15 fr.), de faire afficher dans chaque atelier la présente loi et les règlements d'administration relatifs à son exécution.

En cas de récidive dans la même année, l'amende sera de seize à cent francs (16 à 100 fr.).

Les infractions aux dispositions des articles 11 et 31 pourront être constatées par les inspecteurs du travail.

Art. 32. — Il n'est point dérogé aux lois, ordonnances et règlements concernant les pensions des ouvriers, apprentis et journaliers appartenant aux ateliers de la Marine et celles des ouvriers immatriculés des manufactures d'armes dépendant du Ministère de la guerre.

Art. 33. — La présente loi ne sera applicable que trois mois après la publication officielle des décrets d'administration publique qui doivent en régler l'exécution.

Art. 34. — Un règlement d'administration publique déterminera les conditions dans lesquelles la présente loi pourra être appliquée à l'Algérie et aux colonies.

CIRCULAIRE DU MINISTRE DU COMMERCE

DU 21 AOUT 1899

relative à l'application des articles 11 et 12 de la loi du 9 avril 1898.

(Journal officiel du 22 août 1899)

. . . .

II

DU CERTIFICAT MÉDICAL

Comme je viens de l'indiquer, le certificat médical constitue le complément obligatoire de la déclaration. La loi dispose expressément qu'il y doit être joint. Il fait, pour ainsi dire, corps avec elle, à tel point que ces deux pièces ,considérées comme un document unique, ne donnent lieu, d'après le texte formel de l'article 11, qu'à un même récépissé.

La déclaration du chef d'entreprise ne semble recevable sans certificat médical que dans deux cas :

1o S'il y a eu accident entraînant mort immédiate ; car alors, malgré la généralité apparente du texte de l'article 11, il n'y a point à « indiquer l'état de la victime, les suites probables de l'accident et l'époque à laquelle il sera possible d'en connaître le résultat définitif » ;

2o Si le chef d'entreprise rapporte une attestation du médecin constatant que la victime a refusé de se laisser visiter par lui et a mis ainsi un obstacle matériel à la production du certificat légal.

La production du certificat médical, qui est obligatoire pour le chef d'entreprise, devient nécessaire pour la victime ou pour ses représentants, s'ils veulent faire une déclaration directe.

Dans l'un et l'autre cas, le maire est tenu de refuser une déclaration qui ne serait point accompagnée du certificat médical correspondant et qui le mettrait dans l'impossibilité de remplir lui-même l'obligation légale que lui impose le premier alinéa de l'article 12.

La formule du certificat médical est si simple, qu'il a paru superflu d'en faire l'objet d'un modèle réglementaire. Les médecins appelés à établir ces certificats prendront vite l'habitude de les rédiger dans l'ordre logique que la loi indique elle-même, c'est-à-dire en attestant successivement :

1o L'état de la victime au moment de la délivrance du certificat et le caractère de la blessure reçue ;

2o Les suites probables de l'accident (mort, incapacité permanente absolue, incapacité permanente partielle, incapacité temporaire de telle ou telle durée) ;

3o L'époque à laquelle il sera possible d'en connatître le résultat définitif.

Il pourrait être utile, au surplus, de signaler ces indications aux médecins intéressés et vous apprécierez Monsieur le Préfet, s'il ne conviendrait pas d'intervenir directement en ce sens auprès des syndicats médicaux ou des représentants autorisés du corps médical dans votre département.

Il ne serait sans doute pas inopportun de leur rappeler en même temps que les certificats dont il s'agit sont exempts de timbre et qu'ils ne sont pas nécessairement délivrés à titre gratuit, comme avaient pu le craindre tout d'abord quelques organes de la presse médicale.

Ainsi que l'a reconnu, dans un avis récent, le Comité consultatif des assurances contre les accidents du travail, le premier alinéa de l'article 29, en édictant la délivrance gratuite, le visa pour timbre et l'enregistrement gratis des procès-verbaux, certificats, actes de notoriété, significations, jugements et autres actes faits ou rendus en vertu et pour l'exécution de la loi, n'a évidemment entendu viser que la gratuité au compte du Trésor, sans imposer à des tiers des charges sans compensation. Aussi bien, le second alinéa de cet article prévoit expressément la fixation des émoluments des greffiers et, en effet, ces émoluments ont été déterminés par un décret du 5 mars 1899. Dès lors, les dispositions générales de l'article 29 ne paraissent point opposables aux médecins appelés à délivrer des certificats.

Dans le cas prévu par l'article 11, « un certificat de médecin » devant être joint à la déclaration d'accident, le chef d'entreprise se trouve astreint, sous les sanctions de l'article 31, à cette production complémentaire, aussi bien qu'à la déclaration elle-même. Il est donc tenu de se procurer à ses frais le certificat médical, ainsi du reste que l'a déjà établi l'interprétation administrative pour l'exécution des dispositions identiques contenues dans les lois des 2 novembre 1892 et 12 juin 1893. Il en est évidemment de même de la victime de l'accident et de ses représentants si, usant de la faculté réservée par la loi, ils prennent l'initiative de la déclaration d'accident.

Cette interprétation, qui ne semble pas prêter au doute, rassurera, j'en suis sûr, toutes les appréhensions qui auraient pu se faire jour et ôtera tout prétexte aux refus de concours des médecins pour l'exécution régulière de cette importante disposition de la loi.

Vous pourriez, dans le même but, si vous le jugiez utile, rappeler ou faire rappeler aux médecins des hôpitaux qu'ils doivent, sur ce point, l'exemple à leurs confrères et qu'ils ne sauraient refuser les certificats de l'espèce aux blessés admis dans leurs services, quand les chefs d'entreprise intéressés ne se trouvent point à même d'en provoquer directement l'établissement par des médecins de leur choix.

. . . .

LOI DU 22 MARS 1902

modifiant divers articles de la loi du 9 avril 1898, concernant les responsabilités des accidents dont les ouvriers sont victimes dans leur travail.

(Journal officiel du 27 mars 1902.)

(Voir loi du 9 avril 1898).

CIRCULAIRE DU MINISTRE DU COMMERCE
DU 23 MARS 1902

relative à l'application des articles 11 et 12 de la loi du 9 avril 1898, modifiée par la loi du 22 mars 1902.
(Journal officiel du 27 mars 1902.)

. . . .

DU CERTIFICAT MÉDICAL

(Voir circulaire du 21 août 1899, n° II)

Le certificat médical constituait toujours jusqu'ici le complément immédiat de la déclaration. Le législateur a voulu dispenser le chef d'entreprise de cette formalité assez coûteuse, pour les menus accidents qui le plus souvent ne nécessitent pas l'appel d'un médecin et, en tout cas, d'après le texte actuel de la loi, ne donnent à la victime aucun droit à indemnité.

Le certificat médical à produire quand la victime n'a pas repris son travail dans les quatre jours qui suivent l'accident doit indiquer, comme précédemment, *l'état de la victime, les suites probables de l'accident et l'époque à laquelle il sera possible d'en connaître le résultat définitif.*

J'avais présumé, en 1899, que les médecins appelés à établir ces certificats prendraient vite l'habitude de les rédiger dans l'ordre indiqué par la loi et avec des précisions suffisantes.

Je dois constater que cet espoir n'a pas été partout rempli et qu'un trop grand nombre de certificats se bornent à des constatations trop vagues ou à des prévisions sans portée. Les chefs d'entreprise ne doivent pas perdre de vue qu'ils sont responsables de la régularité des certificats médicaux exigibles à l'appui de leurs déclarations et qu'ils n'échappent pas aux sanctions de l'article 14, lorsque ces certificats ne répondent pas aux prescriptions du troisième alinéa de l'article 11.

J'ajoute que rien ne saurait décharger le chef d'entreprise de la production du certificat médical régulier et qu'au cas exceptionnel où il ne pourrait l'obtenir du médecin de son choix, il aurait à s'adresser à la justice pour se mettre en règle avec la loi. Dans un avis du 7 février 1900, le Comité consultatif des assurances contre les accidents du travail estime, en effet, que, « en cas de refus du certificat médical par les médecins voisins du théâtre de l'accident, le chef d'entreprise doit demander au juge de paix désignation d'un médecin par justice pour l'établissement du certificat légal ».

. . . .

LOI DU 31 MARS 1905

tendant à modifier divers articles de la loi du 9 avril 1898 sur les accidents du travail.
(Journal officiel du 2 avril 1905)

(Voir loi du 9 avril 1898, page 154).

CIRCULAIRE DU MINISTRE DU COMMERCE
DU 3 MAI 1905

relative à l'application de l'article 4 de la loi du 31 mars 1905
(Journal officiel du 4 mai 1905)

. . . .

Art. 4. — Les précisions et les innovations apportées au texte de l'article 4 de la loi du 9 avril 1898, ont trait au choix du médecin et du pharmacien, au remboursement des frais médicaux et pharmaceutiques, au payement des frais d'hospitalisation, aux garanties réservées aux chefs d'entreprise pour faire constater, le cas échéant, la réalité des incapacités temporaires alléguées.

Pour ce qui est du choix du médecin, le législateur de 1905 ne fait qu'énoncer en termes plus formels la solution résultant de l'interprétation, d'ailleurs indiscutée, du second alinéa de l'ancien article 4. Il proclame que la victime peut toujours faire choix elle-même de son médecin et de son pharmacien, et il continue à limiter en pareil cas les remboursements dus par le chef d'entreprise aux sommes fixées par le juge de paix en application d'un tarif préétabli.

Mais en ce qui concerne ce tarif, il s'écarte pour l'avenir du système adopté par la loi de 1898 et substitue aux tarifs en usage dans chaque département pour l'assistance médicale gratuite un tarif uniforme nouveau, qui devra être établi par arrêté du ministre du commerce, après avis d'une commission spéciale comprenant des représentants des différents intéressés (médecins, pharmaciens, ouvriers, patrons, assureurs) et qui ne pourra être ensuite modifié qu'à intervalles de deux années. Cette innovation a motivé au Parlement de très vives discussions. Le texte voté par la Chambre en 1901, sans avoir alors, semble-t-il, d'autre objet que de faciliter l'application de la loi dans les départements où n'existaient point encore de tarifs complets d'assistance médicale gratuite, avait disposé que les frais médicaux et pharmaceutiques seraient remboursés, à défaut de tarifs établis, conformément aux usages locaux. La Chambre semblait du reste se référer ainsi pour ce cas aux tarifs ouvriers les plus bas, sans vouloir aboutir à majorer en fait la dette du chef d'entreprise. Au contraire, les amendements présentés au Sénat, en demandant la substitution générale aux tarifs de l'assistance médicale gratuite de tarifs ouvriers établis ou inspirés par des syndicats médicaux, entendaient apporter au profit des médecins une modification essentielle au système primitif de la loi du 9 avril 1898. Le Sénat, en écartant finalement l'application des tarifs d'assistance médicale gratuite, n'a pas voulu laisser les chefs d'entreprise et leurs assureurs exposés aux incertitudes de tarifs indéterminés et de majorations sans limites ; il a prévu l'élaboration d'un tarif officiel par arrêté ministériel, après avis de la commission spéciale précédemment indiquée. Ce tarif devra être établi dans un délai de six mois à dater de la promulgation de la loi nouvelle et publié au *Journal officiel*. Il sera appliqué un mois après cette publication et c'est seulement jusqu'à cette époque que les tarifs d'assistance médicale gratuite resteront transitoirement applicables. Il est d'ailleurs à présumer que le tarif nouveau, élaboré en commun par les représentants autorisés de toutes les parties intéressées, pourra mettre fin aux regrettables conflits qui se sont produits, en ménageant, dans l'intérêt supérieur de la bonne application de la loi et dans le respect de son esprit, des transactions qui n'imposent ni à l'industrie, ni au corps médical des sacrifices inacceptables.

Le troisième alinéa (nouveau) de l'article 4 a trait aux frais d'hospitalisation, qu'avait omis de régler spécialement le législateur de 1898. Il résout, en ce qui les concerne, deux graves difficultés, l'une relative aux tarifs d'hospitalisation, l'autre aux contestations qu'avait fait naître le partage de ces frais entre le patron et la victime, quelques tribunaux ayant accueilli la prétention du patron débiteur de l'indemnité journalière de ne payer seulement, en cas d'hospitalisation, que la part correspondant aux frais médicaux, chirurgicaux et pharmaceutiques, à l'exclusion de celle qui représente les frais de subsistance et de séjour à l'hôpital.

Aux termes du nouvel article 4, *le chef d'entreprise doit supporter, dans tous les cas, la totalité des frais d'hospitalisation* cumulativement avec l'indemnité journalière. Cette solution qu'avait d'ailleurs consacrée la majorité des décisions judiciaires appelées à se prononcer sur la question tient compte du caractère de l'indemnité journalière, destinée à subvenir autant aux besoins de la famille de la victime qu'à ses besoins propres, en même temps que de l'impossibilité pratique de ventiler exactement dans le prix de journée d'hôpital, la part des frais médicaux et pharmaceutiques et celle des frais de nourriture et de séjour. Elle s'inspire au surplus de cette idée, aujourd'hui avouée de tous, que, dans tous les cas d'accidents graves, une hospitalisation bien aménagée présente aussi bien pour le chef d'entreprise ou son assureur que pour la victime elle-même, des avantages évidents, puisqu'elle assure un traitement spécialisé qui hâte la guérison, réduit au minimum les complications en cours de traitement et atténue dans toute la mesure du possible, en même temps que l'incapacité finale de l'ouvrier, la responsabilité pécuniaire du patron et la perte économique de l'industrie.

Pour parer à des abus auxquels pouvait prêter le silence de la loi de 1898, le législateur a tenu d'ailleurs à mettre lui-même un frein aux exigences possibles des administrations hospitalières. Prenant en égale considération les intérêts des hôpitaux, qui ne sauraient, en principe, souffrir de l'application de la législation sur les accidents du travail et les intérêts des industriels qui ne peuvent être à la merci de leurs prétentions ou de celles de leurs médecins, il a disposé que *les frais d'hospitalisation « tout compris », ne pourront dépasser le tarif établi pour l'application de l'article 24 de la loi du 15 juillet 1893 (sur l'assistance médicale gratuite) majoré de 50 0/0, ni jamais excéder 4 fr. pour Paris ou 3 fr. 50 partout ailleurs. Ce tarif ainsi déterminé comprend d'ailleurs tous les frais, sans que le débiteur de ces frais puisse être en butte à aucune autre réclamation, soit de l'hôpital, soit des médecins qui y traitent les victimes, soit des pharmaciens qui y fournissent des médicaments.*

Si des difficultés nouvelles venaient à s'élever sur ce point, malgré le sens très net du texte et des discussions qui en ont précisé la portée, je resterais disposé à vous fournir à cet égard des éclaircissements complémentaires, sauf à me concerter, s'il en était besoin, avec mon collègue de l'intérieur.

Le quatrième alinéa de l'article 4 sanctionne purement et simplement une jurisprudence dès maintenant établie, en permettant aux médecins et pharmaciens choisis par la victime ou aux établissements hospitaliers de réclamer directement au chef d'entreprise les frais médicaux et pharmaceutiques ou d'hospitalisation dus pour l'ouvrier blessé.

Les trois derniers alinéas (nouveaux) du même article ont pour but de mettre le chef d'entreprise, dont la responsabilité pécuniaire est engagée, à l'abri des dommages que pourrait lui infliger une prolongation injustifiée de traitement. Ils lui réservent le droit de désigner au juge de paix, au cours du traitement, un médecin chargé de le renseigner sur l'état réel de la victime. Ce texte précise suffisamment que *le médecin ainsi désigné n'a pas le caractère d'un médecin-expert, qu'il ne peut s'immiscer dans les soins donnés à l'ouvrier par le médecin de son choix ou par des médecins traitant de l'hôpital, et que ses honoraires restent, en toute hypothèse, à la charge du patron qui l'a désigné.*

Le législateur a d'ailleurs pris soin de subordonner ces visites au visa préalable du juge de paix, d'autoriser seulement une visite hebdomadaire et de réserver expressément la présence du médecin traitant, dûment prévenu de cette visite deux jours à l'avance par lettre recommandée, de manière que l'ouvrier, fort de la présence de son propre médecin, puisse toujours se trouver à l'abri de toute ingérence dans son traitement comme de toute intimidation volontaire ou involontaire sur son esprit.

C'est seulement pour le cas où, toutes ces conditions

remplies et toutes ces garanties assurées, l'ouvrier se refuserait à la visite médicale admise par la loi, que l'article 4 prévoit, comme sanction, la suspension du payement de l'indemnité journalière ; encore faut-il prendre garde que le patron ou son assureur ne saurait alors réaliser lui-même cette suspension sans violer la loi et s'exposer à des dommages-intérêts. Il ne peut que saisir le juge de paix qui, seul, a qualité pour statuer, après avoir convoqué la victime par simple lettre recommandée.

Le chef d'entreprise qui peut avoir intérêt immédiat à faire établir les suites de l'accident, a du reste, s'il s'agit d'incapacité temporaire, la faculté de requérir du juge de paix une expertise médicale, qui devra avoir lieu dans les cinq jours.

.   .   .   .

ARRÊTÉ MINISTÉRIEL DU 30 SEPTEMBRE 1905

fixant le tarif des frais médicaux et pharmaceutiques en matière d'accidents du travail, prévu par l'article 4 de la loi du 9 avril 1898, modifiée par la loi du 31 mars 1905.

(*Journal officiel du 8 octobre 1905*)

TITRE Ier

FRAIS MÉDICAUX

Art. 1er. — *Le prix de la visite faite au domicile du blessé qui ne peut se présenter à la consultation, sans inconvénient pour sa santé, est fixé à 2 fr.*

Il est élevé à 2 fr. 50 : 1o à Paris ; 2o dans les localités où il serait reconnu, après enquête, qu'antérieurement à 1901 le prix courant de la visite pour les ouvriers traités dans lesdites localités était égal ou supérieur à 2 fr. 50. La désignation de ces localités sera faite par arrêté ministériel, après avis de la commission spéciale prévue à l'article 4 de la loi du 9 avril 1898, modifié par la loi du 31 mars 1905, sur la demande qui en serait adressée au ministre du commerce, au plus tard dans les trois mois de la publication du présent arrêté, par les syndicats médicaux ou par les associations locales de l'Association générale des médecins de France, par les groupements professionnels ouvriers ou par les groupements professionnels patronaux intéressés.

Il est réduit à 1 fr. 50 : 1o dans les localités comptant moins de 5.000 habitants ; 2o dans les localités, quelle que soit leur population, où il serait reconnu suivant les formes et conditions spécifiées à l'alinéa précédent, qu'antérieurement à 1901 le prix courant de la visite pour les ouvriers était inférieur ou égal à 1 fr. 50

Art. 2. — *Le prix de la consultation au cabinet du médecin est inférieur de 5o centimes au prix de la visite, tel qu'il est spécifié à l'article précédent.*

Art. 3. — Le prix de la visite ou de la consultation comprend un pansement aseptique simple ou petit pansement.

Néanmoins, pour le pansement aseptique fait au cours de la première visite ou consultation, il est alloué un honoraire égal à celui de la visite ou de la consultation, tel que le déterminent les articles 1 et 2 ci-dessus.

Art. 4. — *Le prix de la visite est double, lorsqu'elle doit avoir lieu à heure fixe* dans le cas prévu par le cinquième alinéa de l'article 4 de la loi du 9 avril 1898.

Art. 5. — *Le prix de la visite est triple lorsque* dans les cas graves et pressants *elle doit avoir lieu entre 9 heures du soir et 6 heures du matin.*

Art. 6. — Lorsque la visite doit être suivie d'une

surveillance prolongée dans l'éventualité de complications menaçant la vie, chaque demi-heure de surveillance équivaut à une visite en plus, dans la limite d'un maximum de cinq visites.

Art. 7. — Lorsque dans les cas graves et pressants, un confrère doit être appelé en consultation, *le prix de la consultation équivaut au prix de quatre visites* tant pour le médecin traitant que pour le médecin appelé en consultation.

Art. 8. — Donne lieu à une *indemnité kilométrique* toute visite au domicile du blessé qui ne peut se déplacer sans inconvénient pour sa santé et exigeant un déplacement du médecin dans une commune qu'il ne visite pas régulièrement ou dans laquelle il ne donne pas de consultations à jours fixes. Même dans ce cas, l'indemnité est due s'il y a lieu à un déplacement spécial d'urgence.

Cette indemnité est calculée par kilomètre parcouru, en allant et en revenant, entre la limite de la commune de la résidence du médecin et la mairie de la commune où est traité le blessé, à raison de : 1° 20 centimes, si le transport a été effectué en chemin de fer ; 2° 40 centimes, si le transport a eu lieu autrement.

Elle ne peut toutefois excéder l'indemnité attribuable au médecin le plus rapproché.

Elle est réduite des trois quarts, lorsque le médecin utilise son passage dans la résidence du blessé sans se déplacer exclusivement pour lui.

Elle est majorée de moitié, lorsque la visite doit être faite d'urgence entre 9 heures du soir et 6 heures du matin.

Art. 9. — *Le certificat médical initial constatant sommairement la nature de la blessure et le pronostic probable donne droit à une indemnité spéciale de 2 fr.*

En cas de blessures multiples, ou bien de contusions ou

brûlures, portant sur le thorax, l'abdomen ou la tête, le certificat initial descriptif de l'état du blessé donne droit à une indemnité spéciale de 5 francs.

Le certificat final descriptif, constatant l'état du blessé après consolidation de la blessure, donne droit à une indemnité spéciale de 5 francs.

Le certificat par lequel le médecin indique, dans sa dernière consultation, la guérison du blessé ne donne pas lieu à une indemnité spéciale.

Art. 10. — Les soins médicaux et opérations de petite chirurgie donnent droit, en sus du prix de la consultation ou de la visite, aux allocations spécifiées ci-après :

A. *Allocation correspondant au prix d'une visite ou d'une consultation :*

1. Pointes de feu.
2. Cautères.
3. Sangsues.
4. Ventouses.
5. Avulsion de dent sans anesthésie.
6. Cathétérisme évacuateur répété.
7. Séance de massage de la main ou du pied par le médecin traitant.

B. *Allocation correspondant au prix de deux visites ou consultations :*

1. *Ouverture d'abcès superficiel.*
2. *Suture simple.*
3. *Anesthésie locale.*
4. Ablation d'esquilles ou pointes osseuses.
5. Ablation d'ongles semi-détachés.
6. Ablation de parties condamnées.
7. *Pansement antiseptique complet.*
8. *Injections hypodermiques.*
9. *Cautérisations profondes.*

10. Séance complète de massages autres que ceux de la main ou du pied par le médecin traitant.

11. *Séance complète d'électrisation par le médecin traitant au moyen d'appareils portatifs.*

12. Extraction facile de corps étrangers sous la peau.

13. Toucher vaginal et examen au spéculum.

14. Toucher rectal.

15. Répétition de la pose de petits appareils plâtrés
ou silicatés au-dessous du genou et du coude.

16. Injection de sérum physiologique.

Note. — Lorsque le traitement d'une plaie exigera,
au cours d'une même visite ou consultation, plusieurs
des opérations suivantes : ablation d'esquilles, de pointes osseuses, d'ongles semi-détachés, de parties condamnées, ces opérations ne seront pas comptées distincte-
ment et il ne sera alloué que l'honoraire afférent à
l'une d'elles.

C. *Allocation correspondant au prix de trois visites ou
consultations :*

1. Pansement de brûlures, gangrènes, vastes traumatismes, de larges plaies post-opératoires, y compris les
ablations nécessaires.

2. Pansement intra-utérin.

3. Hémostase par ligature au fond d'une plaie.

4. Saignée.

5. Opération de diagnostic nécessitant un outillage
et une technique spéciaux : otoscopie, rhinoscopie, laryngoscopie, *ophtalmoscopie.*

6. Contention de fractures simples des côtes, de l'omo-
plate, du sternum, des os du crâne, etc., quand elle
n'exige pas d'intervention spéciale et en dehors de
toute complication.

D. *Allocation correspondant au prix de cinq visites ou
consultations :*

1. Réunion par sutures multiples.

2. Traitement de l'asphyxie.

3. Evacuation de foyers sanguins ou purulents par
larges débridements et draînages.

4. Pansement de brûlures graves ou étendues.

5. Extraction facile de corps étrangers des cavités naturelles.

6. Taxis sans anesthésie par les méthodes de douceur.

7. Injections sous-cutanées de sérums antimicrobiens et antitoxiques y compris le traitement des accidents locaux consécutifs.

8. Lavage de la plèvre, lavage de la vessie avec cathétérisme.

9. Réduction facile de luxations cédant aux méthodes de douceur.

10. Réduction et contention des fractures simples des doigts, des orteils, des métacarpiens et métatarsiens.

11. Répétition de pose d'appareils plâtrés ou silicatés pour les parties du corps autres que celles visées au n° 15 du groupe B.

12. Greffes épidermiques.

E. *Allocation correspondant au prix de dix visites ou consultations :*

1. *Anesthésie générale.*

2. Ponctions dans les diverses cavités suivies ou non d'injection.

3. Réduction des luxations, ne cédant pas aux méthodes de douceur, du poignet, du maxillaire inférieur, de la rotule sans délabrement.

4. Réduction des fractures simples du corps de l'humérus, du cubitus, du radius, de la clavicule.

5. Réduction des fractures simples du maxillaire inférieur.

6. Amputation d'un doigt ou d'un orteil.

7. Extirpation d'hématomes, de corps étrangers enkystés ou de petites bourses séreuses enflammées.

Art. 11. — Les opérations de grande chirurgie donnent droit, en sus du prix de la consultation ou de la visite, aux allocations spécifiées ci-après :

F. *Allocation de 20 fr., 25 fr. ou 35 fr., suivant que le prix de la visite pour la localité est respectivement de 1 fr. 50, 2 fr. ou 2 fr. 50 :*

1. Hématocèle vaginale.

2. Réduction des fractures du péroné.

3. Ligature de la radiale, cubitale, humérale, faciale, ou temporale.

G. *Allocation de 25 fr., 30 f. ou 40 fr. suivant que le prix de la visite pour la localité est respectivement de 1 fr. 50 2 fr. ou 2 fr. 50 :*

1. Curetage utérin.

2. Ténotomie, comprenant la suture des tendons superficiels du poignet, de la main, du pied ou du coude-pied.

3. Périnéorraphie n'intéressant pas le sphincter de l'anus.

4. Trépanation simple du crâne.

5. Réduction des fractures intra ou juxta-articulaires du poignet ou des os de la face.

H. *Allocation de 30 fr., 40 fr. ou 55 fr. suivant que le prix de la visite pour la localité est respectivement de 1 fr. 50, 2 fr. ou 2 fr. 50 :*

1. Urétrotomie externe ou interne.

2. Accouchements d'origine traumatique sans complication.

3. Arthrotomie du carpe, du métacarpe, du poignet, du pied, du cou-de-pied, du coude, du genou.

4. Ligature des tibiales et péronières, de la poplitée, fémorale, linguale, des carotides, des artères palmaires et plantaires.

5. Empyème simple.

I. *Allocation de 40 fr., 55 fr. ou 75 fr., suivant que le prix de la visite pour la localité est respectivement de 1 fr. 50, 2 fr. ou 2 fr. 50 :*

1. Réduction des fractures du corps du fémur et

du tibia, du genou, du cou-de-pied, de la rotule; de la colonne vertébrale, du bassin.

2. Amputation du bras.

3. Ligature de l'axillaire, de la sous-clavière.

J. *Allocation de 60 fr., 75 fr. ou 100 fr., suivant que le prix de la visite pour la localité est respectivement de 1 fr. 50, 2 fr, ou 2 fr. 50 :*

1. Trachéotomie sans complication.

2. Kélotomie sans complication.

3. Opération sur le rein après blessure ou déchirure de l'organe.

4. Réduction des fractures des deux os de la jambe.

5. Arthrotomie de l'épaule, de la hanche

6. Désarticulation du carpe, du métacarpe, du poignet, du pied, du cou-de-pied, du coude, du genou.

7. Amputation de l'avant-bras, de la jambe.

8. Laparotomie exploratrice.

K. *Allocation de 75 fr., 100 fr. ou 130 fr., suivant que le prix de la visite pour la localité est respectivement de 1 fr, 50, 2 fr. ou 2 fr. 50.*

1. Désarticulation de l'épaule.

2. Ligature de l'iliaque externe.

L. *Allocations de 110 fr., 150 fr. ou 200 f., suivant que le prix de la visite pour la localité est respectivement de 1 fr, 50, 2 fr. ou 2 fr. 50.*

1. Désarticulation de la hanche.

2. Amputation de la cuisse.

Art. 12. — Les opérations suivantes donnent lieu, suivant les cas aux allocations dont le minimum et le maximum sont déterminés ci-après :

1. Curetage et grattage des os, de 25 à 40 fr.

2. Evidement et trépanation des os, de 40 à 75 fr.

3. Sections et sutures des nerfs ou des tendons autres que ceux prévus au nº 2 du groupe G, de 40 à 75 fr.

4. Hématocèle intra-utérine, de 40 à 75 fr.

5. Réduction des fractures des os du crâne, de 40 à 75 fr.

6. Réduction des luxations ayant nécessité l'emploi des appareils et des méthodes de force, — du pouce, de l'épaule, du cou-de-pied, du genou, de 40 à 125 fr.

7. Grands phlegmons et abcès profonds, de 55 à 75 fr.

8. Empyème avec résection costale, de 55 à 100 fr.

9. *Autoplasties, de 55 à 100 fr.*

10. Réduction des fractures intra ou juxta-articulaires de l'épaule, du coude, de la hanche, de 55 à 100 fr.

11. Opérations après rupture de l'urètre, de 75 à 100 fr.

12. Résections articulaires du carpe, du métacarpe, du poignet, du pied, du cou-de-pied, du coude, du genou, de 75 à 100 francs.

13. Trachéotomie compliquée, de 75 à 125 fr.

14. Laparotomie suivie d'opérations sur les viscères abdominaux, de 75 à 150 fr.

15. Kélotomie avec complications (anus contre nature, résection de l'intestin, etc.), de 75 à 150 fr.

16. Périnéorraphies autres que celles visées au n° 3 du groupe G, de 75 à 150 fr.

17. Réduction des luxations — ayant nécessité l'emploi des appareils et des méthodes de force — du coude, de la hanche, de 75 à 150 fr.

18. Résections articulaires de l'épaule, de la hanche, de 75 à 150 fr.

19. Opération d'Estlander, de 100 à 150 fr.

20. Trépanation compliquée du crâne, volet crânien, de 100 à 150 fr.

Dans l'allocation afférente à toute réduction de luxation ou de fracture se trouve comprise la pose du premier bandage contentif ou du premier appareil plâtré ou silicaté, s'il y a lieu.

Art. 13. — *Pour les interventions de grande chirurgie,*

la rémunération de tout aide (docteur en médecine ou officier de santé) est fixée au quart du prix de l'opération, sans que, quel que soit le nombre des aides, leur rémunération totale puisse dépasser la moitié de ce prix.

Art. 14. — Lorsque, sur l'avis écrit du médecin traitant, le blessé doit s'adresser à un médecin spécialiste, il y a lieu à attribution des honoraires ci-après :

A. *Médecins oculistes.*

1. Examen du blessé, y compris un pansement simple, 3 fr.

2. Extraction d'un corps étranger superficiel, y compris un autre pansement, 5 fr.

3. Extraction d'un corps étranger de la cornée avec kératite, y compris quatre autres pansements, 15 fr.

4. Opération de moyenne importance sur la cornée, la sclérotique, l'iris (sutures cornéennes, autoplastie conjonctivale, ulcères infectieux, excision de prolapsus iridiens, opérations sur les voies lacrymales et les paupières, discision de cataractes secondaires, etc.), y compris quatre autres pansements, 35 fr.

5. Opérations sérieuses (cataractes traumatiques, extraction de corps étrangers du corps vitré, du cristallin, énucléation, éviscération, iridectomie, etc.); y compris quatre autres pansements, 75 fr.

(Au delà de cinq pansements, chacun est compté pour 3 fr., sans que le nombre des pansements supplémentaires puisse dépasser vingt).

B. *Médecins oto-rhino-laryngologistes.*

1. Examen du blessé, y compris un pansement simple, 5 fr.

2. Examen complet de l'audition, 10 fr.

3. Tamponnement antérieur des fosses nasales, 5 fr.

4. Tamponnement antéro-postérieur des fosses nasales, 20 fr.

5. Ablation simple, sans opération, d'un corps étranger de l'oreille, des fosses nasales, du pharynx, 10 fr.

6. Ablation par voie endolaryngée d'un corps étranger du larynx, **20 fr.**

7. Ablation chirurgicale d'un corps étranger de l'oreille, du nez (par décollement de l'oreille externe, opération de Rouge ou analogue), 60 fr.

8. Ablation chirurgicale d'un corps étranger du larynx par laryngotomie ou trachéotomie, trépanation de l'apophyse mastoide, 75 fr.

Art. 15. — Les allocations dues en vertu du présent arrêté font l'objet d'une *note d'honoraires* signée du médecin traitant et contenant :

1o Les nom et adresse du médecin traitant ;

2o Les nom et adresse du blessé ;

3o Les nom et adresse du chef d'entreprise ;

4o La date de l'accident ;

5o La commune où le blessé a été soigné ;

6o S'il y a lieu, la distance kilométrique entre la mairie de la commune où le blessé a été soigné et la limite de la commune où réside le médecin ;

7o L'indication, dans leur ordre chronologique et avec leurs dates, des certificats, consultations, visites, interventions, ainsi que des circonstances (visites de nuit, à heure fixe, indemnités de déplacement, etc.), qui peuvent en modifier le prix ;

8o La dénomination exacte des opérations d'après le tarif (avec explication du prix fixé, au cas où le tarif comporte un maximum et un minimum) ;

9o L'indication, s'il y a lieu, des fréquences de visites ou consultations et de tout ce qui, dans le traitement, a pu présenter un caractère anormal ;

10o Le total des honoraires.

CIRCULAIRE DU MINISTRE DU COMMERCE

DU 6 NOVEMBRE 1905

aux préfets sur l'application de l'arrêté ministériel du 30 septembre 1905, relatif aux frais médicaux et pharmaceutiques en matière d'accidents du travail.

(Journal Officiel du 8 novembre 1905)

Monsieur le Préfet, le second alinéa de l'article 4 de la loi du 9 avril 1898, relatif au remboursement de frais médicaux et pharmaceutiques en matière d'accidents du travail, disposait, pour le cas où la victime a fait elle-même choix de son médecin ou de son pharmacien, que le chef d'entreprise « ne peut être tenu que jusqu'à concurrence de la somme fixée par le juge de paix du canton, conformément aux tarifs adoptes dans chaque département pour l'assistance médicale gratuite ».

L'application de ce texte donna lieu, dans la pratique, à diverses difficultés ; dans certains départements, le service de l'assistance médicale n'était pas organisé ; dans d'autres, les conseils généraux, usant de la faculté que leur accorde l'article 4 de la loi du 15 juillet 1893, avaient préféré au système du tarif celui de l'abonnement ; dans les départements mêmes où des tarifs avaient été élaborés, il fallait tenir compte des lacunes de leurs fixations, surtout au point de vue chirurgical, et de leurs divergences très sensibles d'un département à l'autre ; enfin, les praticiens se plaignaient, non sans raisons, que certains de ces tarifs ne leur réservaient que des honoraires manifestement insuffisants.

Pour remédier au principal de ces inconvénients, la Chambre des députés avait voté dès 1901 une modification au texte de l'article 4 de la loi du 9 avril

1898, et s'était référée, pour le remboursement des frais médicaux et pharmaceutiques, à défaut de tarifs, aux usages locaux. Comme l'a rappelé ma précédente circulaire du 3 mai 1905, la Chambre semblait alors uniquement préoccupée d'assurer l'application de l'article 4 de la loi dans sa teneur initiale et viser, dans le cas envisagé, les tarifs ouvriers les plus bas, ceux qui se rapprochaient le plus des tarifs d'assistance.

Au contraire les amendements ultérieurement présentés au Sénat, en poursuivant « la substitution générale aux tarifs de l'assistance médicale gratuite de tarifs ouvriers établis ou inspirés par des syndicats médicaux », entendirent surtout, comme je l'indiquais, unifier les tarifs dans un sens plus équitable pour le corps médical et apporter une modification essentielle au système primitif de la loi du 9 avril 1898.

Le texte nouveau issu de ces discussions a substitué aux tarifs départementaux d'assistance médicale gratuite un tarif uniforme nouveau, à établir par arrêté du ministre du commerce après avis d'une commission spéciale comprenant des représentants des différents intérêts en jeu (médecins, pharmaciens, ouvriers, patrons, assureurs) et qui ne pourra être ensuite modifié qu'à intervalles de deux ans.

L'article 2 de la loi du 31 mars 1905 a spécifié que ledit tarif serait élaboré dans un délai de six mois à compter de la promulgation de ladite loi et publié au *Journal Officiel*. Il ajoute qu'il sera appliqué un mois après cette publication, les tarifs d'assistance médicale gratuite restant jusque-là transitoirement applicables.

La commission ci-dessus prévue, instituée par arrêté du 20 mai 1905, s'est réunie, et, après des discussions approfondies, a réussi, au prix de multiples transactions recherchées et trouvées dans un commun souci d'équité et de simplification, à élaborer un double tarif, médical et pharmaceutique, dont les fixations diverses donneront ,sans doute satisfaction, dans la mesure du possible, aux desiderata essentiels qui avaient été formulés soit par les représentants des médecins et des pharmaciens, soit par les représentants des ouvriers et des chefs d'entreprise ou de leurs assureurs ; « dans l'intérêt supérieur de la bonne application de la loi et dans le respect de son esprit », ils paraissent finalement, comme en exprimait le vœu ma circulaire du 3 mai 1905, « n'imposer ni à l'industrie ni au corps médical des sacrifices inacceptables ».

J'ai pu, dans ces conditions, ratifier toutes les résolutions de la commission, et, par arrêté du 30 septembre 1905, établir dans le délai légal le tarif prévu au second alinéa de l'article 4 (modifié) de la loi du 9 avril 1898. Ce tarif, publié au Journal officiel du 8 octobre, devient applicable le 8 novembre 1905.

Il importe tout d'abord de remarquer que, pas plus que le tarif d'assistance médicale gratuite sous le régime initial de l'article 4 de la loi du 9 avril 1898, *le nouveau tarif officiel ne s'impose, comme on a pu parfois s'yméprendre, aux médecins et aux pharmaciens. Il s restent, en droit comme auparavant, entièrement libres de débattre la rémunération de leurs soins ou le prix de leurs fournitures. Le tarif a seulement pour but et pour effet, dans le cas où la victime d'accident a fait elle-même choix de son médecin et de son pharmacien et où des contestations s'élèvent sur la quotité des prestations du chef d'entreprise à cet égard, de fournir une base préfixe aux décisions des juges de paix appelés à arbitrer ces prestations.*

Vous voudrez bien observer, d'autre part, qu'en matière de frais médicaux, l'arrêté du 30 septembre 1905, pour éviter de relever ou d'abaisser brusquement des taux qui se trouveraient depuis longtemps en usage dans certaines localités, a pris soin de ménager certains tempéraments transitoires aux fixations uniformes qu'il édicte. Pour ces localités l'initiative directe des représentants autorisés des intéressés (groupements médicaux, ouvriers ou patronaux) pourra provoquer, dans des conditions et des limites spécifiées, la majoration ou la minoration du prix fixé, en principe, comme base de la tarification, c'est-à-dire pour la visite au domicile du blessé.

Ces majorations et ces minorations devront d'ailleurs garder le caractère exceptionnel que la commission a entendu leur assigner et ne pourront intervenir qu'à la suite d'enquêtes ne laissant subsister aucun doute sur la certitude et la généralité des usages antérieurement consacrés dans les localités envisagées. Je ne manquerai pas de vous consulter à cet égard et l'instruction administrative à laquelle vous aurez alors à procéder devra nettement établir, au moyen de documents pertinents et précis, la valeur des allégations dont mon administration se trouverait saisie.

Les intéressés ne devront d'ailleurs point perdre de vue que leurs demandes ne pourront être examinées si elles ne sont pas parvenues à mon département, sous le timbre de la direction de l'assurance et de la prévoyance sociales, dans le délai réglementaire, c'est-à-dire d'ici le 8 janvier 1906, ou si elles ne sont point accompagnées de pièces ou d'attestations de nature à fournir à mon administration et à la commission compétente une première justification de leur bien-fondé.

Il n'est point enfin superflu de signaler que *le tarif* établi par l'arrêté du 30 septembre 1905 *est un tableau d'essai* et qu'aux termes de la loi il pourra être modifié après deux années d'expérience. Cette expérience, dans l'intérêt de tous, doit être loyalement acceptée et pratiquée, même dans les cas, sans doute exceptionnels, où elle imposerait certains sacrifices passagers.

Je vous prie, de suivre de près, en ce qui vous concerne, et de me tenir exactement informé de tout ce qui pourrait éclairer mon administration dans sa triple préoccupation de réserver au corps médical et aux pharmaciens des rémunérations légitimes, de n'imposer à l'industrie que des charges supportables et de maintenir effectivement au profit des victimes d'accidents le droit légal au libre choix du médecin et du pharmacien.

Je vous prie de vouloir bien m'accuser réception de la présente circulaire et de donner immédiatement si vous ne l'avez déjà fait, à l'arrêté du 30 septembre 1905, toute la publicité dont vous pouvez disposer.

LOI DU 12 AVRIL 1906

*étendant à toutes les exploitations commerciales les dispositions de la loi du 9 avril 1898
sur les accidents du travail.*

(Journal Officiel du 15 avril 1906).

Art. 1er. — La législation sur les responsabilités des accidents du travail est étendue à toutes les entreprises commerciales.

. . . .

CODE DE PROCÉDURE CIVILE

TITRE XIV

DES RAPPORTS D'EXPERTS

Art. 302. — Lorsqu'il y aura lieu à un rapport d'experts, il sera ordonné par un jugement, lequel énoncera clairement les objets de l'expertise.

Art. 303. — L'expertise ne pourra se faire que par trois experts, à moins que les parties ne consentent qu'il soit procédé par un seul.

Art. 304. — Si, lors du jugement qui ordonne l'expertise, les parties se sont accordées pour nommer les experts, le même jugement leur donnera acte de la nomination.

Art. 305. — Si les experts ne sont pas convenus par les parties, le jugement ordonnera qu'elles seront tenues d'en nommer dans les trois jours de la signification ; sinon qu'il sera procédé à l'opération par les experts qui seront nommés d'office par le même jugement.

Art. 307. — Après l'expiration du délai ci-dessus, la partie la plus diligente prendra l'ordonnance du juge, et fera sommation aux experts nommés par les parties ou d'office, pour faire leur serment, sans qu'il soit nécessaire que les parties y soient présentes.

Art. 308. — Les récusations ne pourront être proposées que contre les experts nommés d'office, à moins que les causes n'en soient survenues depuis la nomination et avant le serment.

Art. 309. — La partie qui aura des moyens de récusation à proposer sera tenue de le faire dans les trois jours de la nomination... ; le délai ci-dessus expiré, la récusation ne pourra être proposée, et l'expert prêtera serment au jour indiqué par la sommation.

Art. 314. — Si la récusation est rejetée, la partie qui l'aura faite sera condamnée en tels dommages et intérêts qu'il appartiendra, même envers l'expert, s'il le requiert ; mais, dans ce dernier cas, il ne pourra demeurer expert.

Art. 315. — Le procès-verbal de prestation de serment contiendra indication, par les experts, du lieu et des jour et heure de leur opération.

En cas de présence des parties ou de leurs avoués, cette indication vaudra sommation.

En cas d'absence, il sera fait sommation aux parties par acte d'avoué, de se trouver aux jour et heure que les experts auront indiqués.

Art. 316. — Si quelque expert n'accepte point la nomination, ou ne se présente point, soit pour le serment, soit pour l'expertise, aux jour et heure indiqués, les parties s'accorderont sur le champ pour en nommer un autre à sa place, sinon la nomination pourra être faite d'office par le tribunal.

L'expert, qui, après avoir prêté serment ne remplira pas sa mission, pourra être condamné par le tribunal qui l'avait commis à tous les frais frustatoires, et même aux dommages-intérêts, s'il y a échet.

Art. 317. — Le jugement qui aura ordonné le rapport et les pièces nécessaires, seront remises aux experts ; les parties pourront faire tels dires et réquisitions qu'elles jugeront convenables ; il en sera fait mention dans le rapport ; il sera rédigé sur le lieu contentieux, ou dans le lieu et aux jours et heure qui seront indiqués par les experts.

La rédaction sera écrite par un des experts et signée par tous.

Art. 318. — Les experts dresseront un seul rapport ; ils ne formeront qu'un seul avis à la pluralité des voix.

Ils indiqueront néanmoins, en cas d'avis différents, les motifs des divers avis, sans faire connaître quel a été l'avis personnel de chacun d'eux.

Art. 319. — La minute du rapport sera déposée au greffe du tribunal qui aura ordonné l'expertise, sans nouveau serment de la part des experts : leurs vacations seront taxées par le président au bas de la minute, et il en sera délivré exécutoire contre la partie qui aura requis l'expertise, ou qui l'aura poursuivie si elle a été ordonnée d'office.

Art. 320. — En cas de retard ou de refus de la part des experts de déposer leur rapport, ils pourront être assignés à trois jours, sans préliminaire de conciliation par devant le tribunal qui les aura commis, pour se voir condamner à faire ledit dépôt ; il y sera statué sommairement et sans instruction.

Art. 322. — Si les juges ne trouvent point dans le rapport les éclaircissements suffisants, ils pourront ordonner d'office une nouvelle expertise, par un ou plusieurs experts qu'ils nommeront également d'office, et qui pourront demander aux précédents experts les renseignements qu'ils trouveront convenables.

Art. 323. — Les juges ne sont point astreints à suivre l'avis des experts, si leur conviction s'y oppose.

DÉCRET DU 16 FEVRIER 1807

LIVRE 2, TITRE II, CHAPITRE 6.

Des experts, des dépositions de pièces et des témoins.

Art. 159. — Il sera taxé aux experts, pour chaque vacation de 3 heures, quand ils opèreront dans les lieux où ils sont domiciliés ou dans la distance de deux myriamètres ; savoir, dans le département de la Seine :

Pour les artisans ou laboureurs. . .   4 fr.
Pour les architectes ou autres artistes.   8 fr.
Dans les autres départements :
Aux artisans et laboureurs. . . . 5 fr.
Aux architectes et autres artistes. .   6 fr.

Art. 160. — Au delà de deux myriamètres, il sera alloué pour chaque myriamètre, pour frais de voyage et nourriture, aux architectes et autres artistes, soit pour l'aller, soit pour le retour .

A ceux de Paris. . . . .   6 fr.
A ceux des départements. . .   4 fr. 50

Art. 161. — Il leur sera alloué pendant leur séjour, à la charge de faire quatre vacations par jour, savoir :

A ceux de Paris. . . . .   32 fr:

A ceux des départements. .   24 fr.

Art. 162. — Il sera encore alloué aux experts deux vacations, l'une pour leur prestation de serment, l'autre pour le dépôt de leur rapport, indépendamment de leurs frais de transport, s'ils sont domiciliés à plus de deux myriamètres de distance du lieu où siège le tribunal ; il leur sera accordé par myriamètre, en ce cas, le cinquième de leur journée de campagne.

Au moyen de cette taxe, les experts ne pourront rien réclamer, ni pour frais de voyage et de nourriture, ni pour s'être fait aider par des écrivains ou par des toiseurs et porte-chaînes, ni sous quelque autre prétexte que ce soit ; ces frais, s'ils ont eu lieu, restant à leur charge.

Le président, en procédant à la taxe de leurs vacations, en réduira le nombre s'il lui paraît excessif.

DÉCRETS DU 16 FÉVRIER 1807

COMPLÉTANT LE PRÉCÉDENT

Art. 1er. — Le tarif des frais et dépens en la cour royale de Paris, décrété aujourd'hui, est rendu commun aux cours royales de Lyon, Bordeaux et Rouen (1).

Toutes les sommes portées à ce tarif seront réduites d'un dixième pour la taxe des frais et dépens dans les autres cours royales.

Art. 2. — Le tarif des frais et dépens décrété pour le tribunal de première instance et pour les justices de paix établis à Paris, est rendu commun aux tribunaux de première instance et aux justices de paix établis à Lyon, Bordeaux et Rouen (1).

(1) Marseille (déc. 12 juin 1856). Toulouse (déc. 30 avril 1862). Lille et Nantes (déc 13 Décembre 1862).

Toutes les sommes portées à ce tarif seront réduites d'un dixième dans la taxe des frais et dépens pour les tribunaux de première instance et pour les justices de paix établis dans les villes où siège une cour royale, ou dans les villes dont la population excède trente mille âmes.

Art. 3. — Dans tous les autres tribunaux de première instance, et justices de paix de la France, le tarif des frais et dépens sera le même que celui décrété pour les tribunaux de première instance et les justices de paix du ressort de la cour royale de Paris, autres que ceux établis dans cette capitale.

Art. 4. — Le tarif des frais de taxe décrété également aujourd'hui pour le ressort de la cour royale de Paris, est aussi déclaré commun à tout le royaume ; en conséquence, dans tous les chefs-lieux de cour royale, les droits de taxe seront perçus comme à Paris ; et partout ailleurs, ils seront perçus comme dans le ressort de la cour royale de Paris.

DÉCRET DU 18 JUIN 1811

ET DU 21 NOVEMBRE 1893

TITRE I, CHAPITRE II

Des honoraires et vacations des médecins, chirurgiens et experts (Voir page 131)

OUVRAGES A CONSULTER

ANDRÉ (Louis). — *Les accidents de travail,* (Paris, Larousse, éd.).

ALLARY (Ch.). *Droit des médecins et des hospices dans l'hospitalisation des accidentés du travail* (Thèse, Bordeaux 1907).

BAUDRY. — *Etude médico-légale sur les traumatismes de l'œil et de ses annexes.* (Paris, Vigot frères, éd. 1904).

Bulletin officiel du syndicat des oculistes français N° 3 avril 1907.

FORGUE ET JEANBRAU. — *Guide pratique du médecin dans les accidents de travail* (Paris, Masson, éd. 1908).

MALLARD (Louis). — *Traité complet de l'expertise judiciaire* (Paris, Marchal et Billard, 1905).

OLLIVE ET LE MEIGNEN. — *Les accidents du travail.* Médecine légale, jurisprudence (Paris, F-R de Rudeval, éd. 1904).

RECUEIL de documents sur les accidents de travail réunis par le Ministère du travail et de la prévoyance sociale. (Paris, Berger-Levrault, éd.).

RECUEIL spécial des accidents de travail (Paris, années 1899 et suivantes).

SULZER. — Rapport. Congrès de la société française d'ophtalmologie 1904.

TABLE DES MATIERES

Librairie JULES ROUSSET

1, Rue Casimir-Delavigne et 13, Rue Monsieur-le-Prince, PARIS (VIᵉ)

Formulaire synthétique de Médecine

Par le Dᵣ L. PRON, d'Alger

Paris, 1908. 1 vol. in-18 jésus, 602 pages, relié peau souple, tête dorée. Prix : 6 fr.

Ce formulaire, qui constitue une innovation dans la littérature médicale et qui ne fait double emploi avec aucun autre, se recommande à l'attention de tous par son côté pratique.

Au lieu de se composer d'une série de formules dérivées d'un médicament et toujours applicables au même cas, il indique au contraire, étant donnée une indication thérapeutique à remplir les divers médicaments qui peuvent être employés et ceux qu'il faut mettre en usage dans tel cas et éviter dans tel autre cas. Le médecin est ainsi fixé de suite et n'a pas à se demander si le produit qu'il ordonne n'a pas à côté du rôle auquel il le destine, un inconvénient pour un autre organe.

C'est là un renseignement d'importance capitale et qu'on ne trouve nulle part ailleurs.

Les formules sont nombreuses et fournissent toutes les indications qu'on peut demander, relativement à la posologie adulte ou infantile, aux modes d'emploi, etc... De plus, le volume contient une table des préparations composées, un exposé symptomatologique complet des empoisonnements et de leur traitement, des tableaux de posologie et des diverses incompatibilités — sans oublier tout ce qui concerne les eaux minérales, la sérothérapie, les stations climatériques, les sanatoria, etc..., dont la plupart n'existent pas dans les autres formulaires.

Mais l'ouvrage du Dᵣ Pron n'est pas seulement un formulaire, c'est en même temps un précis de thérapeutique médicale, où toutes les affections sont passées en revue d'une façon non esquissée, mais détaillée et complète.

De la sorte, l'ouvrage constitue un livre de chevet indispensable aux praticiens qui veulent trouver réunis dans le même volume un formulaire et une thérapeutique clinique.

Librairie JULES ROUSSET
1, Rue Casimir-Delavigne et 13, Rue Monsieur-le-Prince,
PARIS (VIᵉ)

TRAITÉ CLINIQUE

DES

MALADIES DE L'ESTOMAC

Par le Docteur PRON, d'Alger

Paris, 1908, 1 vol. in-8, 415 p. . . . . Prix : **12 fr.**

A l'encontre de la plupart des ouvrages consacrés aux maladies de l'estomac et qui, trop didactiques, semblent surtout viser à faire preuve d'érudition scienifique, ce nouveau traité se recommande à l'attention de tous par les considérations pratiques qu'il contient.

Laissant de côté les discussions théoriques et tenant avant tout compte des faits et de l'observation directe des malades, l'auteur étudie d'une façon complète la pathologie gastrique, qu'il s'efforce de ramener à l'unité, au lieu de la diviser à l'infini.

Mais, il ne se borne pas à envisager l'estomac comme une entité à part ; il a constamment en vue, tant au point de vue symptômes qu'au point de vue thérapeutique, les rapports de cet organe avec le reste du corps et surtout avec le système nerveux auquel il est extrêmement lié.

Le traité du Dʳ Pron constitue une étude clinique d'une grande clarté, destinée à rendre les plus grands services aux médecins qui demandent un ouvrage, dans lequel ils trouvent une fidèle image de ce qu'ils observent dans leur vie quotidienne.

Imp. L. COQUEMARD et Cie. — Angoulême.

[Cachet : BIBLIOTHÈQUE NATIONALE]

www.ingramcontent.com/pod-product-compliance
Lightning Source LLC
LaVergne TN
LVHW052020060726
842528LV00002B/574